金华市名中医工作室建设成果

幼幼心悟

浙派中医儿科证治撷要

程志源　主编

中国健康传媒集团

中国医药科技出版社

内 容 提 要

　　本书汇集了程志源近40年理论与临床工作体会。第一部分是对儿科古籍、浙派中医儿科及其相关基础理论的探讨心得；第二部分是对小儿咳嗽和咳嗽变异性哮喘、小儿顽固性发热、暑热证、心因性厌食症、哮喘、抽动障碍共患注意缺陷多动障碍、腺样体肥大和小儿反复呼吸道感染等常见病、疑难病的临床治疗和预防研究体会；第三部分是程志源学术继承人对程志源学术思想及临床经验的总结。

　　本书可供中医药工作者特别是中医儿科工作者临证和研究参考。

图书在版编目（CIP）数据

幼幼心悟：浙派中医儿科证治撷要 / 程志源主编 .
北京：中国医药科技出版社，2025. 3. -- ISBN 978-7-
5214-4984-6

Ⅰ . R272

中国国家版本馆 CIP 数据核字第 20245913QK 号

美术编辑　陈君杞
版式设计　也　在

出版　**中国健康传媒集团** | 中国医药科技出版社
地址　北京市海淀区文慧园北路甲 22 号
邮编　100082
电话　发行：010-62227427　邮购：010-62236938
网址　www.cmstp.com
规格　710 × 1000 mm $\frac{1}{16}$
印张　13 $\frac{1}{4}$
字数　204 千字
版次　2025 年 3 月第 1 版
印次　2025 年 3 月第 1 次印刷
印刷　天津市银博印刷集团有限公司
经销　全国各地新华书店
书号　ISBN 978-7-5214-4984-6
定价　**45.00 元**

获取新书信息、投稿、为图书纠错，请扫码联系我们。

作者简介

程志源，男，1963年6月生。1986年3月加入中国共产党，1987年7月浙江中医学院中医系中医专业本科毕业获医学学士学位，2000年12月浙江中医药大学中医儿科学专业研究生课程进修结业，2005年12月晋升为主任中医师。全国基层优秀名中医，浙江省基层名中医，金华市名中医，金华市321人才工程第二层次人才，武义县首届"十大优秀青年"，武义县第六、七批拔尖人才，武义县第一至四届名医。中华中医药学会儿科分会第八、九届委员会委员，中华中医药学会医史文献分会第八届委员；浙江省中医药学会儿科分会第四至六届常委，浙江省中医药学会医史文献分会第二、三届常委，丹溪学派研究分会第一、二届委员；金华市中医药学会第四至七届常务理事，金华市中医药学会儿科分会第一届主任委员，金华市名中医药专家学术经验传承项目第一、二批指导老师，金华市中医药研究所研究员、副所长；武义县科协第七届委员、第八、九届常委，武义县中医药学会第五至七届会长、第八届名誉会长，武义县养生协会第二、三届常务副会长。曾任武义县中医院院长、武义县第一人民医院书记。师从俞景茂、宣桂琪、盛丽先、陈蓉蓉等省内名老中医，善于学习总结老师经验提高临证思辨水平。

擅长运用中药汤剂、颗粒剂、膏方内服或穴位贴敷等方法，对各种原因引起的咳嗽和咳嗽变异性哮喘、顽固性发热、腺样体肥大、顽固性厌食、功能性腹痛腹泻、原发性遗尿、体质性身材矮小、多发性抽动障碍、注意力缺陷多动障碍等儿科疑难病证的治疗以及反复呼吸道感染的预防调理等，在辨体养生、预防疾病、促进健康方面，积累了丰富经验，为众多儿童解除了病痛。

具有较强的带教能力，培养继承人 3 名、师承人 4 名，曾受聘金华职业技术学院医学院、温州医学院兼职教授，累计培训学生 350 余人次。

注重开展文献研究和临床科研，主持开展省级课题 4 项、县级课题 3 项，参与县级科研课题 5 项、市级课题 2 项，获县、市、省各级科技进步（创新）奖 6 项；发表学术论文 30 篇，参加学术会议交流论文 19 篇，主持校注、点评古籍 5 部，参与编写著作 6 部。获县、市、省各级自然科学优秀论奖 20 篇。在省内外享有一定的学术地位。

编委会

主　编　程志源

副主编　吴苏柳

编　委（按姓氏笔画排序）

李　青　俞　浪

徐艳芳　陶小华

范　序

　　程志源是浙江中医学院首届大学生科协主席，曾组织会员收集文献编写《中医急腹症文摘》并利用假期开展全省著名与特色中医调查。他在基层工作近 40 年，恪守初心，把整理研究中医古籍、总结临床实践经验、传承发展中医学术作为一贯的追求。在工作之余，坚持利用研究生课程进修学习、基层名中医培养等在职教育培训、各级各类课题研究等途径，勤求古训，了解进展，总结经验，传承带教。特别是近 10 年来，他结合中医专业性、地域性特点，通过国家、省、市、县各级科研课题，孜孜不倦地开展对临床有实际指导意义的以浙派中医和舌诊诊法为重点的古籍校注和点评、历代名医学术思想和临证经验整理等研究，出版了不少著作和研究论文，为中医学术的传承和创新作出了不懈的努力。

　　我国幅员辽阔，特定地域的气候环境影响并形成了特定人群的体质和疾病谱，从而也就孕育形成了防治特定人群疾病的医学流派，浙派中医有许多富有特色的儿科学术思想值得研究。程志源抓住中医学术地域性的特点，坚持理论研究为临床服务的宗旨，把研究的目标锁定在他所处地域的浙派中医和他所从事的儿科专业特色诊法，开展了浙派中医及其儿科学术思想的总结与整理，既为临床工作提供了理论指导，又为理论研究提供了帮助。临证之余，他善于开展临床科研、总结临证经验，并将自己的学术观点和临床经验毫无保留地传授给学术继承人，对基层中医药传承与发展工作发挥了重要作用。

本书有对中医经典理论和浙派中医学术思想在儿科应用的评析，也有对作者临床经验、学术观点和治学方法的总结，反映了一位基层中医工作者对事业的不懈追求。希望他的治学经验能影响更多有志之士为中医的传承和发展作出贡献。

范永升

2024 年 6 月

于杭州

俞 序

　　程志源主任中医师是浙江中医学院（现浙江中医药大学）第一批儿科班的本科生。回忆 1986 年时，我作为儿科班的班主任曾推荐他的毕业论文《从〈解儿难〉看吴瑭的学术思想》参加全国"纪念吴鞠通逝世 150 周年学术研讨会"交流，这是学校首次公派本科生参加全国学术会议。

　　大学毕业后，程志源坚守初心，孜孜不倦地走在中医儿科的临床、教学、科研道路上。在本科学习、研究生课程进修和基层名中医培养等各个阶段上下求索，每年在国家和省级年会上的学术论文交流均卓有见地，足以见证他坚持不懈"读经典，跟名师，做临床"的敬业精神。

　　本书是他古籍整理、临床研究和传承带教等学术成果的结晶，是工作室学术内涵的展示。其内容体现了专业性、地域性和实用性的特点。其中，对《小儿药证直诀·记尝所治病二十三证》和《脾胃论·脾胃盛衰论》的分析，反映了"五行生克乘侮"和时间医学理论在儿科辨证论治中的具体应用；《历代医家对温病病因和发病的认识》和对《温病条辨·解儿难》的解读，让我们了解了温病学的完整理论体系和吴瑭论治小儿温病的学术思想；对《格致余论》和《幼幼集成》育儿思想的分析，比较全面地展示了古代中医优生优育理论体系；对仲景方在小儿肺炎、哮喘和脾系病证中的应用进行脉证、病机、方药及其现代应用的分析，则可以使读者温故而知新；对小儿反复呼吸道感染外治法和原发性遗尿的综述，让我们了解了其诊断和治疗的进展。其中，最具特色的是对浙派中医的丹溪学派朱丹溪、虞抟和戴原礼，温补学派张景岳和冯兆张等儿科证治特点的分析，以及作者对常见病、疑难病临证经验的总结，更是对中医儿科临床实践和理论研究具有指导作用。此外，书中介绍的作者治学方法，亦不乏借鉴意义。

书成之际，受邀品阅，遂作如上评介，聊表欣慰之意，望能青出于蓝而胜于蓝，是为序。

俞景茂

2024 年 6 月 28 日

于浙江省中医院儿科名中医工作室

目 录

第二篇 临床观察研究

第一篇 儿科古籍探幽

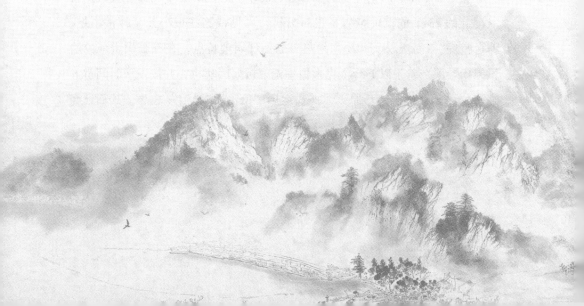

第一章
儿科经典学术管窥

引言 《小儿药证直诀》《幼幼集成》是儿科经典著作；南方小儿以温热时病居多，《温病条辨》理论对儿科临床有重要的指导作用；辑佚《小儿保生要方》系治疗新生儿病证和危急重症之简要而重要的方书。笔者在临证之余，研习以上著作及其验案，丰富了临床诊疗思路。

第一节
钱乙《小儿药证直诀·记尝所治病二十三证》精彩病案

《小儿药证直诀》，系阎孝忠于宋代宣和年间（1119—1125）整理当代名医钱乙的有关儿科著述而成，是我国现存最早的儿科专著，在儿科发展史上占有重要地位。全书3卷，其卷中《记尝所治病二十三证》记载了经钱乙治疗的23个危重疑难病案，是钱乙有关小儿生理、病理特点和五脏病辨证论治学术思想指导下的临证经验总结。通过对《小儿药证直诀》卷中记载的23个危重疑难病案进行分析，可见钱乙注重小儿"肺常不足，脾肾常虚""易虚易实，易寒易热"的生理病理特点，在五脏病辨证论治思想指导下，善于以五行生克乘侮理论解析病因病机，并按发病时间辨五脏病位性质来确定治疗原则，擅长运用"反治""异治"之法，其临证经验可见一斑。

一、以五行生克乘侮理论解析病因病机及治疗原则

（一）五行相克理论的运用

"李寺丞子，三岁，病搐，自卯至巳……搐目右视，大叫哭。所以然者，左肝右肺，肝木肺金，男目右视，肺胜肝也；金来刑木，二脏相战，故有声也。"又："假令女发搐目左视，肺之胜肝，又病在秋，即肺兼旺位，肝不能任，故哭叫。"是为"金克木"五行相克理论在病机学中的应用。

（二）五行相乘理论的运用

"辛氏女，子五岁，病虫痛。诸医以巴豆、干漆、硇砂之属，治之不效。至五日外，多哭而俯仰睡卧不安，自按心腹，时大叫。面无正色，或青、或黄、或白、或黑，目无光而慢，唇白吐沫。至六日，胸高而卧转不安。召钱至，钱详视之。用芜荑散三服，见目不除青色，大惊曰：此病大困，若更加泻，则为逆矣。至次日，辛见钱曰：夜来三更果泻……辛曰：何以然？钱曰：脾虚胃冷则虫动，而今反目青，此肝乘脾，又更加泻，知其气极虚也。"又："皇都徐氏子，三岁，病潮热，每日西则发搐，身微热，而目微斜及露睛，四肢冷而喘，大便微黄……钱曰：……所以目微斜、露睛者，肝肺相胜也。肢冷者，脾虚也。肺若虚甚，母脾亦弱，木气乘脾，四肢即冷……"两者均为"木乘土"五行病机学说的具体运用。

（三）五行相侮理论的运用

"李寺丞子，三岁，病搐，自卯至巳……治之，泻其强而补其弱。心实者，亦当泻，肺虚不可泻……又言：肺虚不可泻者何也？曰：设令男目右视，木反克金，肝旺胜肺，而但泻肝，若更病在春夏，金气极虚，故当补其肺，慎勿泻也。"又东都药铺杜氏之子，五岁，自十一月起患咳嗽，因"时医以铁粉丸、半夏丸、褊银丸诸法下之"，致使肺虚而咳嗽加

剧，到了次年春三月之时尚未痊愈，表现为面色青而有光泽，咳嗽而喘促哽气，有时呼气延长。钱乙认为，咳喘气促，呼气延长，是痰邪内困所致；面色青而有光泽，是肝气旺的表现。春三月，系肝旺而肺衰之时令。嗽为肺系病，肺病自十一月至三月迁延五月，必致虚羸痿弱。又因误下，伤及脾气，脾土为肺金之母，脾土不足则生金乏力，又当肝木主时，木反克金，肺为肝胜，以致肺更虚，故使咳喘气促更甚而呼气延长。以上两病案分别为钱乙运用五行学说"木侮金"理论指导临床治则和病机分析的具体实例。而"睦亲宅一大王，病疮疹……李不能治，经三日黑陷，复召钱氏"。钱氏曰："若黑者，归肾也。肾旺胜脾，土不克水，故脾虚寒战则难治。"则是钱乙用"水侮土"五行学说理论解析疾病转归的写照。

二、按发病时间辨五脏病位性质以确定治疗原则

"李寺丞子，三岁，病搐，自卯至巳……搐目右视，大叫哭……肺虚之候，闷乱哽气，长出气……"本案自卯至巳而发抽搐，根据运气学说，卯时为燥金主气，辰时为寒水主气，巳时为风木主气。以此为指导，"钱用泻肺汤泻之，二日不闷乱，当知肺病退。后下地黄丸补肾，三服后，用泻青丸、凉惊丸各二服。凡用泻心肝药，五日方愈，不妄治也"。根据发病时间，制定了先泻肺（金）、次补肾（水）、再泻心（火）肝（木）的统筹治疗方案。又钱乙在为广亲宅七太尉诊病时，见八使"直视而腮赤，必心肝俱热，更坐石杌子，乃欲冷，此热甚也"。便谓其父二大王曰："七使潮热方安，八使预防惊搐……八使过来日午间，即无苦也。次日午前，果作急搐……言午时者，自寅至午，皆心肝所用事时。治之，泻心肝补肾，自安矣。"也是以发病时间辨五脏病位性质，并依此确定治疗原则，可谓是时间医学的鼻祖。

三、小儿"易虚易实，易寒易热""肺常不足，脾肾常虚"

（一）初生儿肌骨嫩怯，治风寒发搐不可温散太过

"李司户孙病，生百日，发搐三五次……搐稀者，是内脏发病，不可救也。搐频者，宜散风冷，故用大青膏，不可多服。盖儿至小，易虚易实，多即生热，止一服而已，更当封浴，无不效者。"该患儿为生后百日内发搐，系肌骨嫩怯，被风冷之邪所伤，钱乙十分注重小儿"易虚易实"的病理特点，仅与大青膏一剂温散，以免多服生热。

（二）小儿脾常不足，须慎用寒凉药物

"朱监簿子，三岁，忽发热。医曰：此心热。腮赤而唇红，烦躁引饮。遂用牛黄丸三服，以一物泻心汤下之。来日不愈，反加无力、不能食，又便利黄沫。钱曰：心经虚而留热在内，必被凉药下之，致此虚劳之病也。钱先用白术散生胃中津，后以生犀散治之。"钱氏认为，本病系虚热，由心经虚而有留热在内。他医用苦寒之牛黄丸及泻心汤，多服则致脾胃虚寒，故见无力、不能食，又便利黄沫，且面黄颊赤，五心烦热，口渴引饮。治疗先用白术散正胃气、生胃津，后以生犀散养阴清虚热，治愈大便黄沫。本案提示我们：小儿脾常不足，当慎用寒凉药物。

（三）久利大小便致使脾肾俱虚

"东都王氏子，吐泻，诸医药下之至虚，变慢惊……王疑其子不大小便，令诸医以药利之。医留八正散等，数服不利而身冷。令钱氏利小便。钱曰：不当利小便，利之必身冷。王曰：已身冷矣，因抱出。钱曰：不能食而胃中虚，若利大小便即死。久即脾肾俱虚……钱用益黄散、使君子丸，四服，令微饮食。所以然者，谓利大小便，脾胃虚寒，当补脾，不可别攻也……钱以地黄丸补肾。所以然者，用清药利小便，致脾肾俱虚，今

脾已实，肾虚，故补肾必安。治之半月而能言，一月而痊也。"久用利下之剂，以致脾肾俱虚，乃无视小儿"脾肾常虚"特点之教训。

四、"反治""异治"，上工之治

（一）热因热用治发热

"朱监簿子，五岁，夜发热，晓即如故。众医有作伤寒者，有作热治之，以凉药解之不愈。其候多涎而喜睡。他医以铁粉丸下涎，其病益甚，至五日，大引饮。钱氏曰：不可下之。乃取白术散末煎一两，汁三升，使任其意取足服……钱曰：止渴治痰，退热清里，皆此药也。至晚服尽。钱看之曰：更可服三升。又煎白术散三升，服尽得稍愈。第三日又服白术散三升，其子不渴无涎。又投阿胶散，二服而愈。"本案夜间发热，钱乙辨为"真寒假热"而采取"热因热用"之法，使热退涎止而收功。提示我们：不可见热即用寒凉。

（二）同病异治，辨明病机而后施治

"张氏三子病，岁大者，汗遍身；次者，上至项下至胸；小者，但额有汗，众医以麦煎散，治之不效。钱曰：大者与香瓜丸；次者与益黄散；小者与石膏汤。各五日而愈。"本案张氏三子同为汗证，然因出汗部位不同，众医一律以麦煎散治之，故不效。钱乙认为，遍身出汗为阴虚有热，故用香瓜丸养阴清热敛汗；胸至项出汗为脾气虚弱，当用益黄散益气健脾止汗；但额出汗为营血分热，当用石膏汤凉血清热止汗。提示我们：同病异治，当明辨病机。

第二节
吴瑭《温病条辨·解儿难》学术思想

吴瑭（1758—1836），字配珩、鞠通，清代著名医学家。其著《温病

条辨》全书 6 卷，其中卷六《解儿难》颇多发明。文中真实反映了吴氏师古不泥、深究医理、博采众长、务实创新、治病求本、重视防病、补偏救弊的学术思想，足资后人借鉴。

一、发明古义　透达医理

吴氏认为古称小儿难治，其理由有四：①疾痛烦苦，不能自达；②脏腑薄，藩篱疏，易于传变；③肌肤嫩，神气怯，易于感触；④其用药也，稍呆则滞，稍重则伤，稍不对证，则莫知其乡。从小儿生理、病理、用药等方面的特点理解小儿难治之理，是比较全面的。且其不拘古人难治之说，指出小儿疾患亦有易治之道，即"惟较之成人，无七情六欲之伤，外不过六淫，内不过饮食胎毒"，能够辩证对待，实非一般见识。

其次，他对"小儿纯阳"之义的理解也颇有见地，在《俗称儿科为纯阳辨》中说："古称小儿纯阳，此丹灶家言，谓其未曾破身耳，非盛阳之谓。"一直是后人理解小儿生理特点的金钥匙。又，吴氏在《痉病瘛病总论》中，明析痉、瘛、痫、厥四门，一改"后人不分痉、瘛、厥为三病，统言曰惊风痰热，曰角弓反张，曰搐搦，曰抽掣，曰病痉厥"之误解，指出："谨按痉者，强直之谓，后人所谓角弓反张，古人所谓痉也。瘛者蠕动引缩之谓，后人所谓抽掣搐搦，古人所谓瘛也，抽掣搐搦不止者，瘛也。时作时止，止后或数日或数月复发，发亦不待治而自止者，痫也。四肢冷如冰者，厥也。四肢热如火者，有时而冷如冰，厥也；有时而热如火者，亦厥也。大抵痉、瘛、痫、厥四门，当以寒热虚实辨之，自无差错。"

二、遵古不泥　力求创新

他在《泻白散不可妄用论》中说："钱氏制泻白散，方用桑白皮、地骨皮、甘草、粳米，治肺火，皮肤蒸热，日晡尤甚，喘咳气急，面肿热郁肺逆等证。历来注此方者，只言其功，不知其弊。如李时珍，以为泻肺诸方之准绳，虽明如王晋三、叶天士，犹率意用之。"指出了前人之缺失，进而补充自己的观点："愚按此方，治热病后与小儿痘后外感已尽、真气不得归元，咳嗽上气，身虚热者甚良，若兼一毫外感即不可用，如风寒、风温正盛之时，而用桑皮、地骨，或于别方中加桑皮、或加地骨，如油入面，锢结而不可解矣。"

再如《疹论》言："凡小儿连咳数十声，不能回转，半日方回如鸡声者……近世用大黄者，杀之也。盖葶苈走肺经气分，虽兼走大肠，然从上下降，而又有大枣以载之缓之，使不急于趋下，大黄则纯走肠胃血分，下有形之滞，并不走肺，徒伤其无过之地故也。若固执病在脏，泻其腑之法，则误矣。"说明医者必须有所变通，不能固执古人"病在脏，泻其腑"之法。

又《草木各得一太极论》："古来著本草者，皆逐论其气味性情，未尝总论夫形体之大纲，生长化收藏之运用，兹特补之。"如此等等，不胜枚举。

三、治病求本 求因务实

《小儿痉病瘛病共有九大纲论》："痉因于暑，只治致痉之因，而痉自止，不必沾沾但于痉中求之，若执痉以求痉，吾不知痉为何物。夫痉病名也，头痛亦病名也，善治头痛者，必问致头痛之因……若不问其致病之因，如时人但见头痛，一以羌活藁本从事，何头痛之能愈哉！况痉病之难治乎。"强调治病要治其致病之因，而不可停留在表面的现象。

吴氏探求病因，务求其实，如在《小儿痉病瘛病共有九大纲论》中还有："客忤痉（俗所谓惊吓是也）……必细询病家，确有所见者，方用此例，若语涉支离，猜疑不定者，静心再诊，必得确情，而后用药。"并举其子一例说明，充分体现了其实事求是、脚踏实地的医疗作风。

四、提倡饮食卫生 强调未病先防

《疳疾论》曰："小儿疳疾，有爱食生米、黄土、石灰、纸布之类者，皆因小儿无知，初饮食时，不拘何物即食之，脾不能运，久而生虫，愈爱食之矣。全在提携者，有人谨之于先。"吴瑭此言疳疾指的是嗜食异物，积久不化成疳，与后世虫积所伤，脾胃虚弱，运化失健所致之异嗜证虽不完全吻合，然其注重饮食卫生的精神是值得借鉴的。

"本脏自病痉：按此证由于平日儿之父母恐儿之受寒，复被过多，著衣过厚，或冬日房屋热炕过暖，以致小儿每日出汗，汗多亡血，亦如产妇亡血致病一理……全赖明医参透此理，于平日预先告谕小儿之父母，勿令过暖，汗多亡血，暗中少却无穷之病矣，所谓治未病也。"（《小儿痉病痪病共有九大纲论》）要求医者研究透彻本脏自病痉（痪病）相互为因的病机，在平时预先劝告小儿父母，不要使小儿过于温暖，以免汗多伤血（因为汗血同源），便可在不知不觉中减少许多疾病，也就是"治未病"的预防措施。

五、强调因人、因时、因地制宜

重视患儿体质强弱，以确定攻补之宜忌。《痘证初起用药论》指出："尤必审定小儿壮弱肥瘦，黑白青黄，所偏者何在，所不足何在。"结合四时气候特点，周密制定方剂。"参之以春夏秋冬，天气寒热燥湿，所病何时，而后定方。"

吴氏反对一方概治天下，强调因地制宜。《治痘明家论》批评说："近日都下盛行《正宗》一书，大抵用费氏、胡氏之法而推广之，恣用大汗大下，名归宗汤，石膏、大黄始终重用，此在枭毒太过者则可，岂可以概治天下之小儿哉？南方江西江南等省，全恃种痘，一遇自出之痘，全无治法。"从反面证实了因地制宜的重要性。

六、痛斥敷衍塞责　纠正世俗流弊

《儿科用药论》批评"世人以小儿为纯阳"，故重用苦寒。指出："夫苦寒药，儿科之大禁"，并论之以理曰："苦寒之所以不可轻用者何？炎上作苦，万物见火而化，苦能渗湿。人，倮虫也，体属湿土。湿淫固为人害，人无湿则死，故湿重者肥，湿少者瘦。小儿之湿，可尽渗哉？小儿之火，惟壮火可减，若少火则所赖以生者，何可恣用苦寒以清之哉。"提出"存阴退热"第一妙法。并说："存阴退热，莫过六味之酸甘化阴也，惟温门中，与辛淡合用，燥火则不可也。"

《儿科风药禁》指出："近日行方脉者，无论四时所感为何气，一概羌防柴葛。不知仲景先师有禁汗四条皆为其血虚致痉也。"因而指责某些庸医"不知六气"，重亡稚阴小儿之津液，导致许多医源性的疾病，提示后学者引以为戒。

综上所述，吴瑭作为清代著名温病学家，遵古而不泥古，深究医理之真旨，博采众家之言，治病必求本源，求因务得其实。强调因人、因时、因地制宜，结合亲身临证体会，勇于指出前人之过失，补充前人之不足，纠正世俗流弊。表现了他虚心继承，刻意进取，实事求是，脚踏实地，具体问题具体对待，不盲目随众附和等医学道德风尚，这在《温病条辨·解儿难》中可见一斑，足资后人借鉴。

第三节
陈复正《幼幼集成》生育保健医学理论

陈复正，号飞霞，18 世纪广东罗浮人，清代著名儿科学家。其所著《幼幼集成》于 1750 年刊行，该书卷一所论"赋禀""护胎""保产论""初生护持""勿轻服药"等论述，从准父母如何养身保健以保胎儿之禀赋强盛，受孕后如何养胎护胎，婴儿如何保健用药等各个方面，比较系统地阐述了优生优育理论，为现代生育保健医学的发展提供了宝贵的依据。

一、中医禀赋理论与生育

（一）"禀赋"者，源于阴阳

"禀赋"者，先天也；"先天"者，父母也；"父母"者，阴阳之始也；阴者有形，为物质基础；阳者无形，为功能变化。《幼幼集成·赋禀》篇首曰："夫人之生也，秉两大以成形，借阴阳而赋命。是故头圆象天，足方象地，五行运于内，二曜明于外。乃至精神魂魄，知觉灵明，何者非阴阳之造就，与气化相盛衰。"可见，人类的禀赋强弱与父母的阴阳基础密切相关。

（二）天地之气化有古今，禀赋之厚薄有变异

"天地"是自然环境与社会环境的统称。古往今来，由于时代的变迁，自然环境与社会环境也随之改变，社会环境复杂了，自然环境恶化了，生活其中的人类体质亦随之变异，而胎儿之阴阳禀赋哪有不变之理？无怪乎陈复正叹言："然天地之气化有古今，斯赋禀由之分厚薄。上古元气浑庞，太和洋溢。八风正而寒暑调，六气匀而雨旸若，人情敦茂，物类昌明。当是之时，有情无情，悉归于厚。非物之厚，由气厚也。及开辟既久，人物繁植，发泄过伤，攘窃天元，雕残太朴，世风渐下，人性浇漓。故水旱有不时之扰，流灾有比户之侵，生物不蕃，民用日促。值此之际，有知无知，咸归于薄。非物之薄，由气薄也。然则今之受气于父母者，其不能不薄者可知矣！"

二、受孕前宜调父母之阴阳 以保胎儿禀赋之健全

（一）节制性欲以养阴精

陈复正引《蓄德录》言："世人无不急于生子，要知生子之道，精气交媾，熔液成胎。故少欲之人恒多子，且易育，气固而精凝也；多欲之人常艰子，且易夭，气泻而精薄也。譬之酿酒然，斗米下斗水，则浓醇且耐久，其质全也；斗米倍下水，则淡；三倍四倍，则酒非酒，水非水矣，其真元少也。"用酿酒水米比例对醇度的影响，形象说明房事频率与精液浓度及孕育概率的关系，以此告诫将为人之父母者应节制性欲。然"今人夜夜淫纵，精气妄泄，邪火上升，真阳愈惫，安能成胎？即侥幸生子，又安能必其有成？所以年少生子者，或多羸弱，欲勤而精薄也；老年生子者，反见强盛，欲少而精全也"。

（二）避免饮酒乱性而影响生育

"且凡嗜饮者，酒乱其性，精半非真，无非湿热。"提醒人们在准备生育前应戒酒，以免乙醇破坏精子质量而影响受孕。

（三）应节饮食、慎起居、调情志，俾胎儿禀赋强盛

由于父母贪图享受、不节饮食、不调情志，可致气血不足、阴阳失衡，而使胎儿禀赋不足。其缘由如下。

1. 骄奢淫逸而胸无大志，"身质娇柔"会使胎儿禀赋不足

"夫膏粱者，形乐气散，心荡神浮，口厌甘肥，身安华屋，颐养过厚，身质娇柔。而且珠翠盈前，娆妍列侍，纵熊罴之叶梦，难桂柏以参天。"此言膏粱厚味、放荡不羁、珠翠华屋，足可碍其脾胃、扰其心志，而使准父母气血乱、阴阳偏。

2. 心有邪念、刻意追求，致"心倦神疲""形衰气痿"而令胎儿禀赋不足

"复有痴由贪起，利令智昏者；有雪案萤窗，刳心喷血者；有粟陈贯朽，握算持筹，不觉形衰气痿者；有志高命蹇，妄念钻营，以致心倦神疲者。"是说将为父母者，若处心积虑，贪图名利，则会导致心脾两虚、气血不足而形体衰惫、神智昏聩。"凡此耗本伤元，胚胎之植安保其深根固蒂也。"

3. 贫贱有节，则"胎儿自固"

"乃若藜藿之家，形劳志一，愿足心安。宁益廪瓶仓，对荆钗裙布，乃其神志无伤，反得胎婴自固。"相反，黎民百姓虽形体劳顿而专心致志，心满意足而无非分之想，反而易于受孕而使胎儿能正常生长发育。"若夫怒伤元气，劳役形骸，迅雷烈风，严寒酷暑，日月薄蚀，病体初安，醉饱伤神，落红未净，胎孕之由斯愈薄，实又成于人所不觉者。故今之禀受，十有九虚。"证诸当今个别年轻男女，因沉迷于骄奢淫逸之中，不节饮食，不调情志，不节性欲，数行流产，以致元气大伤，胎儿不固或禀赋薄弱，子女体弱多病，实乃富贵而无节制所成。

三、受孕后应养胎护胎　以保胎儿正常发育

（一）按六经与五行对应理论，调理孕母脏器功能以养胎

"足厥阴肝、足少阳胆，属木旺春，养胎在一月二月；手心主包络、手少阳三焦，属火旺夏，养胎在三月四月；足太阴脾、足阳明胃，属土旺长夏，养胎在五月六月；手太阴肺、手阳明大肠，属金旺秋，养胎在七月八月；足少阴肾，属水旺冬，养胎在九月；至十月，儿气已足，待时而生。惟手少阴心，君主之官，神明之脏，虽不主月，而无月不在。"孕1~2个月时，宜养肝阴以护胎；孕3~4个月，应调理心包与三焦；孕5~6个月，须健脾胃；孕7~8个月，要补肺并调理大肠功能；孕9个月，当补肾气。而心为君主之官，主神明，无论孕后何时，均需调养。

（二）节制性欲以保胎气

《幼幼集成·小产论》引张仲景言："其为故也，总由纵欲而然……盖胎元始肇，一月如珠；二月如桃花；三月四月而后，血脉形体具；五月六月而后，筋骨毛发生。方其初受，不过一滴之玄津耳。此其橐龠正无依，根蒂尚无地，巩之则固，决之则流。故凡受胎之后，极宜节欲以防泛滥，否则有莫知其昨日孕而今日产者矣，朔日孕而望日产者矣。"指出："勤于欲者，孕后不节，盗泄母阴，耗其胎气。"告示孕妇应节制性欲，以免耗伤胎气而引起小产。

（三）节饮食、适寒暑、戒嗔恚、寡嗜欲以养胎

由于"胎婴在腹，与母同呼吸、共安危，而母之饥饱劳逸、喜怒忧惊、食饮寒温、起居慎肆，莫不相为休戚"。因此"但愿妊娠之母，能节饮食、适寒暑、戒嗔恚、寡嗜欲则善矣，此尤切于胞胎之急务，幸毋视为泛常而忽之"。

四、孕妇孕产七戒 以防难产

一戒安逸："盖妇人怀胎，血以养之，气以护之，宜常时微劳，令气血周流，胞胎活动。如久坐久卧，以致气不运行，血不流顺，胎亦沉滞不活动，故令难产。"

二戒奉养："盖胎之肥瘦，气通于母，母之所嗜，胎之所养。如恣食厚味，不知减节，故致胎肥而难产。"

三戒淫欲："古者妇人怀孕，即居侧室，与夫异寝，以淫欲最所当禁。盖胎在胞中，全赖气血育养，静则神藏。若情欲一动，火扰于中，血气沸腾，三月以前犯之，则易动胎小产；三月以后犯之，一则胞衣太厚而难产，一则胎元漏泄，子多肥白而不寿。"

四戒忧疑："今人求子之心虽切，保胎之计甚疏。或问卜祷神，或闻

适有产变者，常怀忧惧，心悬意怯，因之产亦艰难。"

五戒软怯："如少妇初产，神气怯弱，子户未舒，更腰曲不伸，展转倾侧，儿不得出。又中年妇人，生育既多，气血虚少，产亦艰难。"

六戒仓惶："有等愚蠢稳婆，不审正产弄产，但见腹痛，遽令努力，产妇无主，只得听从，以致横生倒生，子母不保。"

七戒虚乏："孕妇当产时，儿未欲生，用力太早，及儿欲出，母力已乏，令儿停住，因而产户干涩，产亦艰难，惟大补气血助之可也。"

五、新生儿生活保健

（一）衣着适宜

"婴儿初生，肌肤未实，宜用旧絮护其背，亦不可太暖……若藏于重幛密室，或厚衣过暖……衣衫当随寒热加减，但令背暖为佳。""更忌解脱当风"，以免"过寒则气滞而血凝涩，过热则汗泄而腠理疏，以致风寒易入"。"凡在春天，无与护顶裹足，以致阳气不舒，因多发热。及至年长，下体勿令过暖。盖十六岁前，血气方刚，如日方升，惟真阴未足。下体主阴，得清凉则阴易长，温暖则阴易消。"

（二）数见风日

"更宜数见风日，则血气刚强，肌肉致密。"使卫外功能强健。

（三）节制乳食

因"小儿脾胃怯弱"，故"哺乳亦不宜过饱，所谓忍三分饥，吃七分饱"，"凡食后不可与乳，乳后不可与食"，以免过食而伤脾胃引起积滞不化。

（四）沐浴宜忌

"凡浴时须调和汤水，试看冷热。若不得所，令儿怖畏。况冬久浴则伤寒，夏久浴则伤热，其浴儿当护其背，恐风寒从背而入。"

（五）乳母须慎寒暑、恚怒、厚味、炙煿

"又须令乳母预慎六淫七情，盖儿初生，借乳为命。"因此，告诫乳母：夏受暑气、冬受寒气、发怒后、醉酒后、房事后、沐浴后、受孕后、儿啼未定时，均不能哺乳，以免引发小儿诸多疾病。

（六）儿衣不可晾在露天过夜

"凡浣儿衣，不可露于星月之下。如偶失收，当用醋炭熏过，方可衣之。"

六、小儿用药宜忌

（一）初诞之儿，未可轻药

因"无情草木，气味不纯，原非娇嫩者所宜"。所言是药三分毒，轻易用药会伤新生儿娇嫩之体。又因初生儿"问切无因，惟凭望色，粗疏之辈寒热二字且不能辨，而欲其识证无差，未易得也"。此言初生儿不能用语言表达不适，不易切脉，只凭望诊，很难辨证。因此，对新生儿不能轻易用药。

（二）初生儿患微疾不需用药，更不能乱投医

"凡有微疾，不用仓忙，但令乳母严戒油腻荤酒，能得乳汁清和。一二日间，不药自愈。"若"儿稍不快，即忙觅医""甚至日易数医，各为臆说，汤药叠进"。则"伐及无辜，病反致重"。此"不必病能伤人，而药即可以死之矣"。

（三）引冯楚瞻论用药宜忌

1. 小儿饮食积滞，应以健脾为主

不可"惟以小儿不节饮食为执见"而"重消磨"。因"邪凑之实，必乘正气之虚"，"易停滞者，脾气必虚"，"况芽儿易虚易实"。故"今偶有停滞，则脾胃受伤，只健其脾胃，而谷自化矣"。即应以健脾为主，或消补结合，扶正祛邪。"若徒见小效于目前，则便遗大害于日后。"

2. 不可"以纯阳之子为定论，恣投寒苦"

"至于云纯阳者，以无阴而谓，乃稚阳耳。其阳几何？阴气未全而复败其阳，将何以望其生长耶"？"况天地之气化日薄，男女之情性日漓，幼稚之禀受日弱"。"先天不足"之病证"比比皆是"。所以，不可"以纯阳之子为定论，恣投寒苦"。而应考虑"水之不足"而致"阳火有余"用"壮水以制阳光"之法。

（四）引张景岳论"药饵之误"

1. 忌"无论虚实寒热，但用海底兜法"，以免"变生不测"

"凡遇一病，则无论虚实寒热，但用海底兜法，而悉以散风消食清痰降火行滞利水之剂。总不出二十余味，一套混用，谬称稳当，何其诞也。""夫有是病而用是药，则病受之；无是病而用是药，则元气受之。小儿元气几何，能无阴受其损而变生不测？此当今幼科之大病。"

2. 不可视药为神丹，"轻易屡用"而伤元气

"又见有爱子者，因其清瘦，每以为虑，而询之府流，则不云痰火，必云食积，动以肥儿丸、保和丸之类使之常服。不知肥儿丸以苦寒之品，最败元阳；保和丸以消导之物，极损胃气。谓其肥儿也，适足以瘦儿；谓其保和也，适足以违和耳。即如抱龙丸之类，亦不可轻易屡用。""凡此克伐之剂，最当慎用。故必有真正火证疳热，乃宜肥儿丸及寒凉等剂；真正食积胀满，乃宜保和丸等消导等剂；真正痰火喘急，乃宜抱龙丸及化痰等剂。即用此者，亦不过中病即止，非可过也。"

综上所述，陈复正从将为人之父母者如何养身保健以保胎儿之禀赋强盛，受孕后如何养胎护胎，婴儿如何保健用药等各个方面，比较系统地阐述了优生优育理论，为现代生育保健医学的发展提供了宝贵的依据。

第四节
李柽《小儿保生要方》辑佚与学术特点评述

南宋医家李柽著有《小儿保生要方》，又称《小儿保生方》（以下简称《保生方》），原书已佚。近悉宋代陈无择（今浙江温州人）撰《三因极一病证方论》（以下简称《三因方》）、宋代吴彦夔（今湖北阳新人）辑《传信适用方》（以下简称《适用方》）、南宋著名医史专家张杲（今安徽歙县人）编《医说》（1189年）等收录了相关内容。本文对三书中载录的《小儿保生要方》内容进行辑佚整理，并分析其学术思想，发现《保生方》所录病证多为新生儿病证和危急重症，对小儿夜啼、发热、惊风、吐泻和疮疹的治疗与护理极具特色，所列方剂丸、散、膏、汤剂型俱全，药物炮制、制剂、内服外用方法记录详尽，具有较高临床参考价值，可为后学研究继承李柽儿科学术思想提供借鉴。

一、李柽与《保生方》

（一）著作考

《宋史·艺文志》云："李柽《伤寒要旨》一卷，《医家妙语》一卷，《小儿保生方》三卷。"南宋陈振孙《直斋书录解题》卷十三云："《小儿保生方》三卷，左司郎姑孰李柽（与几）撰。"《中国医籍考》卷七十四《方论（五十二）》记载："李氏（柽）《小儿保生要方》（书录解题作《小儿保生方》）宋志三卷，佚。"

《小儿卫生总微论方·疮疹论》引有："《保生方》论小儿疮疹，误服凉药太过，身冷疮陷，不红活，脉沉细者，急投金液丹，麻子大一二百粒。或有可生之意，至儿困极，则无及矣。"《三因方·小儿论》载："然养小之书，隋唐间犹未甚该博，吾宋则有《钱氏要方》《张氏妙选》《胡王备录》《幼幼新书》，及单行小集，方论证状，动计千百，不胜备矣。今略取《保生要方》具前数证，以防缓急之需，博雅君子，不妨广览。"《传信适用方·治小儿众疾》记载："姑熟李氏《小儿保生要方》三卷，其论议治疗之法甚详审，兼有钱氏所未及言者，予家常用之，无不取效，今摭其间论证及八方附见于此。"《医说》卷四"斑疮入眼"、卷七"小儿魃病"、卷十自"小儿初生畏寒"至"小儿丹毒"及"脐风撮口"共 17 篇注明摘自"李左司《保生要方》"。

（二）作者考

据《中医大辞典》介绍：李柽（12 世纪），南宋医家，字与几，姑孰（今安徽当涂一带）人。为尚书左司郎，精于医术，将张仲景《伤寒论》加以整理，列方于前，类证于后，撰《伤寒要旨》1 卷。另撰有《小儿保生方》3 卷及《医家妙语》等书。明嘉靖十三年（1534），李濂作《幼科类萃·序》言："世之称小儿医者，曰钱仲阳、陈文中、李柽、董汲、栖真子、汉东王氏皆有显名于一时。"

据钱超尘教授考证，作者李柽，字与几，宋当涂（今安徽当涂县）姑孰人。北宋末宣和间（1119—1125）进士，南宋绍兴间（1131—1149）迁监察御史。曾仕尚书左司郎。因忤秦桧意，左迁信州，以饶州知州致仕。

上述文献记载，说明以下 5 点：①安徽当涂南宋医家李柽撰有儿科专著《小儿保生要方》3 卷，现已失传；②李柽精于儿科医术，与钱仲阳、陈文中、董汲等历代儿科医家齐名而享有盛誉；③陈无择所撰《三因方》之"小儿论"摘自《保生方》，同时期的吴彦夔辑《适用方》附记有《保生方》论证及八方，《医说》摘录《保生方》证治方论 17 篇；④《小儿保生要方》当刊行于《小儿卫生总微论方》（1156 年）前；⑤陈无择、吴彦夔和张杲对《保生方》的传承作出了贡献。

二、《保生方》辑佚内容整理

笔者按著作刊行时间先后，以《三因方》为主，补以《适用方》和《医说》所载佚文，共辑得《保生方》论28篇、36方（有方无药10方）、非药物治疗10法。其中，《三因方》12篇、20方、4法，《适用方》6篇（含同上1篇）、12方（含同上2方、无药4方），《医说》20篇（含同上9篇）、8方（含同上2方，均无药）、10法（含同上4法）。其中，《医说》辑佚篇目最全，但有方无药；《适用方》以方剂学体例表述，不分篇目，内容也相对较少。《保生方》佚文纲目见表1-1。

表1-1 《保生方》佚文纲目

书名	篇名	证型	治法
三因方	小儿初生回气法	难产或冒寒不啼	速以绵絮包裹抱怀、炭火烘烤、热醋汤荡洗脐带取暖
	小儿初生所服药法	口中恶血	开乳前，先与拍破黄连浸汤，取浓汁调朱砂细末抹儿口中以去胎毒
	小儿初生通大小便法	大小便不通，腹胀欲绝	急令妇人吸咂小儿前后心及脐下、手足心共七处，吸咂取红赤为度
	小儿脐风撮口证	齿龈上有小泡子，如粟米状	以温水蘸熟帛裹手指轻轻擦破，口开便安
	《千金》变蒸论	身热耳热，尻亦热	紫丸
	夜啼四证	冷证腹痛夜啼	蒜丸
		热证心躁夜啼	灯花散
		重舌	蒲黄散，掺舌下
		口疮	牡蛎散，掺口中
		客忤夜啼	黄土散，和水涂儿头上及五心

书名	篇　名	证　型	治　法
三因方	积热证治	表里俱热	四顺清凉饮子
		既去复热、表热未解	惺惺散；红绵散加麻黄
		表里俱虚再发热	六神散入粳米煎
		热重者	银白散
	急慢惊风证治	急惊风	阳痫散
		慢惊风	阴痫散
	解颅治法	头骨开解	三辛散，以乳汁和，敷颅上；蛇蜕（炒焦为末），用猪颊车中髓，调敷顶
	魃病证治	微微下利，寒热去来，毫毛鬓发不悦	龙胆汤
	疳病证治	脏腑胃虚虫动	肥儿丸；六神丸
		疳病发热	龙胆丸
	不行证治	腰脊脚膝筋骨软	五皮散
适用方	慢惊风	痰热蒙蔽清窍	朱砂膏
	外感风寒	发热头痛，无汗恶风	欢喜散
	吐泻	青粪及吐而有冷证	白附子圆
		胃虚、吐泻、生风	羌活膏
		伏暑吐泻	五苓散、香薷散
		伤食吐泻	感应圆
		久泻致虚成冷	六神散加附子
		疳泻	官局六神圆
	赤白痢	赤白痢	御米饮子
	小儿吐泻初定	吐泻初定	醒脾散

21

续表

书名	篇 名	证 型	治 法
医说	小儿初生畏寒	冒寒气	绵絮包裹抱怀中暖之，不犯生水
	小儿伤乳食发热	伤乳或伤食	千金紫丸
	小儿血热	早热夜凉，虚劳或疳热	猪胆丸
	疮疹	未出时	升麻汤、红绵散、地龙散、消毒饮
	疮疹有表里症	热盛涎壅	雄黄解毒丸
	疮疹粘衣用牛粪	疮疹遍身溃脓粘衣衾，睡卧不得者	腊月黄牛粪，日干烧灰铺一寸许在床上令卧之其间
	剥疮痂免成瘢	小儿面上疮子才脓出	急以真酥润之频润为佳才有疮痂急剥去更润之
	疮疹不可洗面	恐损眼	不可生水洗面及饮食禁忌
	疮疹用胭脂涂眼	恐损眼	急以胭脂涂眼周回令疮不入眼
	疮疹后服清凉饮子	小儿疮疹皆出尽，身已凉，喜食物，亦稍能转动	清凉饮子
	斑疮入眼	热重毒气上攻	轻者清凉饮，重者雄黄解毒丸
	小儿丹毒	风热积毒	急砭出血

三、《保生方》佚文学术特色

顾名思义，《保生方》系为保全小儿生命所作之简要而重要的方书，故其所录病证多为新生儿病证和危急重症。现将其主要内容和学术特色述评如下。

（一）重视新生儿疾病的治疗与护理

《保生方》佚文中，论述新生儿疾病治疗方法的有5篇，约占全文

1/4。由于初生儿"脏腑娇嫩，形气未充"，患病率高而病变迅速。故李柽将小儿初生畏寒、不啼、大小便不通、脐风撮口等常见新生儿病证应急处理及去胎毒方法列叙于前，以备不时之需。

（二）首论"夜啼四证"并创治疗方药

刊于1150年的《幼幼新书》辑录了南宋以前百余种医籍中有关儿科的医论和方剂，并汇集许多民间验方及私人藏方，其中卷第七自"喜啼第六"至"夜啼第九"所录历代医家对小儿夜啼的证治方药纷繁复杂。《保生方》则明确总结为"小儿夜啼有四证：一曰寒，二曰热，三曰重舌口疮，四曰客忤。"并就其症候特点进行论述，创立了相应的治疗方药：治冷证腹痛夜啼，以乳汁送服蒜丸（大蒜、乳香）；治热证心躁夜啼，用灯芯煎汤调涂口中，并以乳汁送服灯花散（灯花）；治重舌，以蒲黄散（真蒲黄）反复掺舌下；治口疮，用牡蛎散（煅牡蛎、炙甘草）反复掺口中；治客忤夜啼，采用祝由术加黄土散（灶中黄土、蚯蚓屎）和水涂儿头上及五心。

（三）辨治发热分表里虚实善用温药

《三因方》辑"积热证治"篇，分表里虚实辨治发热：表里俱热者，症见"遍身皆热，颊赤口干，小便赤，大便焦黄"，先用四顺清凉饮子（大黄、洗当归、赤芍药、甘草各等份为末）饭后服以利动脏腑。内热已去而表热未解者，用惺惺散（桔梗、细辛、人参、炙甘草、白茯苓、栝楼根、白术等份为末）不拘时候以薄荷汤送服，或红绵散（炒僵蚕、炒白术、天麻、天南星、苏木节为末，入红绵少许）加麻黄同煎温服，微发汗以退表热。表热去后又发热者，系表里俱虚、气不归元而阳浮于外，只用六神散（人参、白茯苓、干山药、白术、白扁豆、炙甘草各等份为末）入粳米、枣、生姜同煎后顿服，以和其胃气、收阳气。热重者，用银白散（干山药、白术、白茯苓、人参、白扁豆、知母、炙甘草、升麻各等份为末）入枣煎，不拘时候温服。

《适用方》补辑一方：治伤风发热，以欢喜散（防风、人参、炙甘草、天麻、前胡、细辛、柴胡、白茯苓、桔梗、枳壳、川芎，为细末）加薄荷两叶同煎三两沸，不拘时通口服。

《医说》补辑"小儿伤乳食发热"篇，论述小儿伤乳或伤食特点为：或时发热，热有退时，热退后但肚热或夜间热，其粪有酸臭气异常。用《千金》紫丸治疗。又有"小儿血热"篇，论述小儿血热特点是每早食后发热，夜则凉，世医多误认为虚劳或谓疳热。宜用猪胆丸。

（四）辨惊风分急慢方立阳阴瘌散

《三因方》"急慢惊风证治"篇说："小儿发痫，俗云惊风，有阴阳二证……阳证用凉药，阴证用温药，不可一概作惊风治也。"对急慢惊风的病因、症候特点、治疗原则进行了简要的论述，并分别立方治疗。急惊风用阳瘌散（朱砂、腻粉、麝香、芦荟、白附子、甘草、胡黄连、蝎梢、僵蚕、金箔、赤脚蜈蚣）以金银薄荷汤调服或鼻饲。慢惊风用阴瘌散（黑附子、生天南星、半夏、白附子、朱砂、麝香）薄荷汤送服。为小儿惊风辨证论治体系的建立奠定了基础。

《适用方》补辑一方治痰热蒙蔽清窍慢惊风：用朱砂膏（人参、茯神、防风、山药、炙甘草、蜜炙黄芪、麦门冬、朱砂、麝香，为细末研匀）薄荷汤化下，不拘时，以安神镇惊，祛痰退热。又，补辑二方治疗吐泻所致慢惊风：米汤或乳汁送服白附子圆（白附子、蝎梢、舶上硫黄、半夏）治小儿青粪及吐而有冷证者；用荆芥薄荷汤空腹化服羌活膏（羌活、天麻、防风、人参、茯苓、全蝎酒、桂、朱砂、水银、硫黄）治小儿胃虚吐泻生风。

（五）《适用方》辑佚论述吐泻痢证治

《适用方》辑录：伏暑吐泻者，小水必不利，宜服五苓散、香薷散（《医说》：伏暑心藏热、小水不利、清浊不分，因成泄泻，可服五苓散或大顺散）；伤食吐泻者，其吐及粪皆有酸臭气，宜服感应圆；久泻唇白，粪色亦白，泻粪颇多，因而成冷者，宜以前方六神散加附子，以防变痢；若肚大，泻色白者，为疳泻，宜服官局六神圆。指出：泻者不可急以热药止之，若以热药止之便变成痢。凡病痢者，皆因有积。赤痢为热积，白痢为冷积，赤白痢为冷热不调积。赤多白少者，是热多而冷少；白多赤少者，是冷多热少。创立了治赤白痢御米饮子（罂粟壳、人参、厚朴、白茯苓、干姜、乌梅、甘草、生姜、枣，若赤多者，加黑豆）。辨小儿青粪曰："小儿青粪者，冷也，亦是肝克脾之证也。肝属木，其色青；脾属土，其色黄。粪黄者，脾家之本色也。若脾受肝克，则其粪青。""然所谓青粪，才下便青。若初下时黄，良久乃青，小儿安乐者，皆然不可认为青粪也。"指出，小儿青粪是脾受肝克所致。其中，醒脾散（天南星为细末）与冬瓜子同煎治疗吐泻初定以和胃醒脾，其作用机制有待考证。

（六）《医说》辑佚疮疹特色辨治与护理

《医说》辑佚"疮疹"，对其传染性、主要表现、发病规律等进行论述，并就疮疹形态特征分表里症进行论治：疹未出，热不甚时，只可服升麻汤、红绵散、地龙散、消毒饮；热盛涎壅，宜以雄黄解毒丸利之减其毒。若疹已出，则不可利，以免病毒蓄伏体内。疮疹溃脓，可用腊月牛粪晒干烧灰掺敷。护理上认为：剥疮痂可免成瘢；疮疹不可以生水洗面，只可食粥及鲫鱼、青鱼、鹌子之类，其他鱼及猪、羊肉皆不可食，以胭脂涂眼周围，以免损害眼睛；疮疹后服清凉饮子，可预防再发热或并发肿腮、鼻衄、痢。

纵观《保生方》佚文，其所列方剂丸、散、膏、汤剂型俱全，药物炮制、制剂、内服外用方法记录详尽而富有特色，具有一定的临床参考价值。经考，同时代及后代方书不乏同名方剂，然组成及功效相左，不可混淆用之。其中所用药物，性多温热而味多辛甘，这一现象除了与小儿生理特点及病理阶段有关外，也与时行《太平惠民和剂局方》温燥之风盛行不无关系，故当辨证取舍。

第二章
浙派中医儿科述要

引言 "一方水土养一方人"，浙江地处东南沿海，属亚热带季风气候，夏季高温多雨，冬季温和少雨，春暖秋凉，夏热冬寒；而小儿体质"阳常有余，阴常不足"，故浙江小儿患病以温热病证居多而容易伤阴；又小儿"易虚""易寒"，加之近30年来抗生素滥用导致阳虚体质多见。因此，研究掌握历代浙派中医"养阴学派"和"温补学派"的儿科学术思想对临床具有实际指导意义。

第一节
朱丹溪育儿学术思想

浙派中医"养阴派"代表人物朱丹溪（1281—1358），名震亨，字彦修，元代婺州义乌人，系金元四大家之一。其所著《格致余论》共载医论40余篇，其中"慈幼论"指出小儿具有"阴长不足"之生理特点，主张不衣裘帛以免伤阴气，戒发热难化饮食以免伤肠胃，忌姑息骄养而免成小儿痼疾之害，调节乳母体质以免影响小儿生长发育，并以案佐证孕母生活不慎可致胎毒胎惊之证。

一、阴长不足，养育不可不谨慎之

丹溪首论小儿生理特点，曰："人生十六岁以前……惟阴长不足，肠胃尚脆而窄……"说明小儿"稚阴未长"，即精血、津液、脏腑、筋骨、脑髓、血脉、肌肤等有形物质皆未充实完善，正所谓"五脏六腑，成而未全……全而未壮"，故"养之之道不可不谨"。

二、恐妨阴气，力倡不衣裘帛服装

次论小儿衣着原则，谓："童子不衣裘帛……盖下体主阴，得寒凉则阴易长，得温暖则阴暗消。是以下体不与帛绢夹厚温暖之服，恐妨阴气……"《说文解字》："裘，皮衣也。""绢……谓粗厚之丝为之。"帛，丝织品的总称。朱丹溪认为，人体下半身主阴，精血、津液在寒凉的环境中易于生长，而在温暖的环境中易被消耗。所以，反对穿着毛皮衣物和绫罗绸缎等丝织品，以免耗伤阴液生长。然在当今，仍有不少家长不明此理，且有悖小儿好动而易出汗伤阴之特点，常令其穿着紧身而不透气之裘皮衣裤，怎么能不阻碍精血、津液、筋骨、血脉、肌肤等有形物质的生长呢！

三、肠胃脆弱，须戒发热难化饮食

因小儿好动，具有"食物易消，故食无时"的生活习性，却又有"肠胃尚脆而窄"的生理特点，所以"稠黏干硬，酸咸甜辣，一切鱼肉、木果、湿面、烧炙、煨炒，但是发热难化之物，皆宜禁绝"。提倡食用"熟菜、白粥"等易于消化食物及"味咸"的"生栗"和"性凉"的"干柿"等果品，"可为养阴之助"。如此"非惟无病，且不纵口，可以养德"。但考虑到小儿饮食不知自节，故又指出："然栗大补，柿大涩，俱为难化，亦宜少与。"

四、姑息骄养，易成小儿痼疾之害

论曰："妇人无知，惟务姑息，畏其啼哭，无所不与。积成痼疾，虽悔何及！所以富贵骄养，有子多病……"纵观当今家庭，唯小儿欲望是从，使其养成"任性骄横"和"唯我独尊"的性格以及恣食生冷和肥甘厚味的不良习惯，临床所见厌食挑食偏食、虚胖或瘦弱、性格暴躁、多动或抽动、注意力缺陷及夜寐不安、出汗、磨牙等属脾虚肝旺疑难病证患儿甚多，诚如丹溪翁《金匮钩玄》所言："小儿食积、痰热、伤乳为病，大概肝与脾病多。"

五、乳母体质，影响小儿生长发育

又曰："饮食下咽，乳汁便通。情欲动中，乳脉便应。病气到乳，汁必凝滞。儿得此乳，疾病立至。不吐则泻，不疮则热。或为口糜，或为惊搐，或为夜啼，或为腹痛。"指出乳母的饮食、情志和疾病可以通过乳汁影响小儿之健康，导致吐泻、热疮、口糜、惊搐、夜啼、腹痛等疾患；而"乳母禀受之厚薄，情性之缓急，骨相之坚脆，德行之善恶，儿能速肖，尤为关系"。则说明乳母的体质强弱、性情缓急、德行善恶都能直接影响小儿的生长发育。

六、胎孕致病，不可忽视其危害性

指出："儿之在胎，与母同体，得热则俱热，得寒则俱寒，病则俱病，安则俱安。"提醒孕母在饮食起居方面予以密切注意，并列举胎孕致病之案例三则以佐证。

案一 嗜食辛辣胎毒案

东阳张进士次子二岁，满头有疮，一日疮忽自平，遂患痰喘。予视之曰：此胎毒也。慎勿与解利药。众皆愕然。予又曰：乃母孕时所喜何物？张曰：辛辣热物是其所喜。因口授一方，用人参、连翘、芎、连、生甘草、陈皮、芍药、木通，浓煎。沸汤入竹沥与之，数日而安。或曰：何以知之？曰：见其精神昏倦，病受得深，决无外感，非胎毒而何？

【赏析心悟】本案因母孕嗜食辛辣燥热之品，以致血热，患儿秉受母体胎毒，热毒发于外则见疮痍，痰热动于中而见喘息，是"胎毒"而非为"外感"，故言"慎勿与解利药"，而予人参、连翘托毒外出，黄连燥湿胜热，木通清泻心火，甘草除胃热、消痈肿，川芎通血脉、排脓毒，赤芍药除血痹、破坚积，陈皮、竹沥理气燥湿、清热化痰。诸药合用，使胎毒得清，痰喘自平。

案二 火包于水胎毒案

予之次女，形瘦性急，体本有热，怀孕三月，适当夏暑口渴思水，时发小热，遂教以四物汤加黄芩、陈皮、生甘草、木通，因懒于煎煮，数帖而止。其后，此子二岁，疮痍遍身，忽一日其疮顿愈，数日遂成疟。予曰：此胎毒也。疮若再作，病必自安。已而果然。若于孕时确守前方，何病之有？

【赏析心悟】该案孕妇形瘦多火之体，贪凉饮冷，以致火包于水，此时若遵医嘱服用清热凉血之剂，则可避免将热毒遗留于胎儿以致出生后热毒发于外而见疮痍，入于半表半里而成寒热交作之少阳证。本案在说明孕母体质对胎儿影响的同时，一方面告诫孕妇要慎起居饮食，另一方面提醒我们要按疗程用药治疗。

案三 胎惊致痫案

又陈氏女八岁时得痫病，遇阴雨则作，遇惊亦作，口出涎沫，声如羊鸣。予视之曰：如胎受惊也。其病深痼，调治半年，病亦可安。仍须淡味以佐药功。与烧丹元，继以四物汤入黄连，随时令加减，半年而安。

【赏析心悟】《素问·奇病论》说："人生而有病巅（癫）疾者，病名曰何？安所得之？岐伯曰：病名为胎病。此得之在母腹中时，其母有所大惊，气上而不下，精气并居，故令子发为巅疾也。"本案所述女孩，8岁始发痫证，每遇阴雨天或受惊时则发作，分析病因，丹溪判其在母腹中受惊所致，因惊而成痫者，称为"惊痫"。症见口吐涎沫，当有痰蒙清窍。故宜镇惊安神、涤痰开窍急治其标，再拟活血化瘀以缓治其本，调治半年方得痊愈。并需清淡饮食，忌肥甘厚味以绝生痰之源。

750多年前，丹溪先生著《格致余论·慈幼论》以期纠正时行流弊。

然而，时至今日仍有诸多育儿弊端泛滥，作为儿科医生我们有责任将其思想广为传播以济芸芸小儿。

第二节
朱丹溪儿科证治特点

朱丹溪有关儿科证治方药和医案，主要散见于《格致余论》《金匮钩玄》《丹溪心法》《丹溪治法心要》《丹溪手镜》《脉因证治》等著作中。通过分析整理部分朱丹溪医著所载儿科病证47种，发现心肝系病证、脾胃系病证和疮疡肿毒类病证占3/4左右，其治疗原则注重泻肝火而扶脾阴，治疗方法多措并举且善于遣方化裁，内服剂型以丸、散、膏、丹为主，外治方法有涂、搽、掺、敷、贴、熏、洗等多种，制剂和使用方法因病情需要而极为讲究，其学术思想和临证经验值得后人学习和借鉴。

一、朱丹溪医著儿科病证概要

《格致余论》设"慈幼论"，专论优生优育思想，并附医案3则；《丹溪治法心要》卷八《小儿科》"初生第一"篇论新生儿保健及新生儿常见病证处理方法，并记载病证31种、医案4则（痐病1例、痘疮3例）；《丹溪心法》记载病证27种，补充其弟子戴原礼有关病证概念6则，附录病证理法方药分析4处；《金匮钩玄》记载儿科病证22种，载有其弟子戴原礼有关病证概念6则；《丹溪手镜》和《脉因证治》所载儿科病证分别只有5种和7种，主要记录了惊、疳、吐、泻四大病证的治疗。以上6部著作，收集儿科病证内容多有重复，记载有关方剂199首，其中外治方70首。

二、多载肝脾湿热痰积虚损病证

朱丹溪认为："小儿十六岁前，禀纯阳气，为热多也。小儿肠胃常脆，饱食难化，食则生积为痰。"(《脉因证治》《丹溪手镜》)"乳下小儿，常湿热多。小儿食积、痰热、伤乳为病，大概肝与脾病多。"(《金匮钩玄》《丹溪治法心要》)鉴于以上小儿生理病理特点，丹溪医著所载病证多为湿热痰积脾虚所致的肝脾病和疮疡肿毒病证。据不完全统计，丹溪著作载有小儿病证 47 则，其中心肝系病证有惊风、口噤、中风、痫证、夜啼、黄疸等 6 种，脾胃系病证有疳证、积滞、吃泥、腹胀、腹痛、呕吐、泄泻、痢疾、口疮、鹅口疮、脱肛、木舌（重舌）等 12 种，因湿、热、痰引起的疮疡肿毒类病证有头疮、鳝攻头、癞头（秃头）、鼻赤、牙疳、走马疳、稻芒入喉中、赤游丹毒、痘疹、瘾疹、脐疮、乳痈、瘰疬、乳儿疟疾痞块、疝、中蚯蚓毒阴囊肿痛、诸骨入肉不出等 17 种。以上 3 类占所载儿科病证数的 3/4 左右。究其原因，当与小儿生理病理特点及其居处南方湿热环境有关。

三、常见病证治疗特点分析

分析丹溪文献所载小儿病证的治疗特点，发现内服剂型以丸、散、膏、丹为主，外治方法有涂、搽、掺、敷、贴、熏、洗多种，制剂和使用方法因病情需要而极为讲究。

（一）急慢惊风

记载治疗急惊风内服方剂 12 首，其中使用频率在 2 次以上的药物有：朱砂（7 方），全蝎（5 方），胆南星（4 方），防风和麝香（各 3 方），半夏、牛黄、青黛、轻粉、天麻、天竺黄和蜈蚣（各 2 方），以重镇安神、息风止痉、清热、化痰、开窍为主。服用方法：急惊风用姜蜜薄荷汤或荆芥薄荷汤或灯芯汤调乳汁灌服，慢惊风用桔梗白术汤或参术汤化服。如：黑龙丸治急慢二证。将胆南星、青礞石、辰朱砂、芦荟、天竺黄、蜈蚣、僵蚕、青黛研末，以甘草膏和丸如鸡头大，急惊用姜蜜薄荷汤化下，慢惊用桔梗白术汤化下。

（二）疳病

记载治疗疳病的内服方剂 13 首，方中使用频率在 2 次以上的药物有：黄连（7 方），胡黄连、木香和青皮（各 6 方），槟榔、陈皮、芦荟和猪胆汁（各 5 方），白术、山楂、麝香、使君子和芜荑（各 4 方），六神曲（3），三棱、莪术、干蟾、麦芽、青黛和五灵脂（各 2 方）。针对疳证脾虚、食积的生理病理特点，制剂方法多以猪胆汁、六神曲、醋、粥为丸，服用方法多用米汤或乳汁下。如：芦荟丸治五疳羸瘦，虫咬肚疼，腹胀。将芦荟、胡黄连、木香、槟榔、青黛、芜荑、麝香、使君子、干蟾、青皮研粉，以猪胆为丸黍米大，米饮下十五粒。

（三）吐泻

记载治疗吐泻的内服方剂 4 首，无论热证寒证，其处方、剂型和服用方法均以顾护脾胃为原则。如：治热性吐泻及黄疸，在用三棱、莪术、黄连、陈皮、青皮清热理气活血的同时，选用白术、茯苓、六神曲、麦芽、甘草，并用米汤调服，以健脾和胃，剂型用粉末有吸附和加快吸收特性。治寒性吐泻腹痛，则用大队健脾温中的白术、茯苓、人参、陈皮、苍术、厚朴、猪苓、泽泻、干姜、肉桂、甘草为末，炼蜜丸梧桐子大，食前米汤化下，以利于缓慢充分吸收。

（四）疮疡肿毒

朱丹溪治疗疮疡肿毒外治方法多种多样，有涂、搽、掺、敷、贴、熏、洗等多种，常用药物有清热解毒类的黄连、黄柏、大黄、寒水石、青黛和拔毒化腐、收敛生肌类的黄丹、白矾、伏龙肝、轻粉、芒硝、雄黄、松树皮、猪牙皂、白胶香、麝香等，敷料调剂方法有香油调、熟油调、鸡子白（清）调、蜜和、水调、无根水调、米醋调、酒调等等，应病情所需灵活选用，有助于康复。

四、用药讲究随证化裁

丹溪弟子整理的《丹溪心法》在确立主方的基础上，往往根据病因或症状差异进行灵活加减。如：治疗小儿吐泻黄疸，三棱、莪术、青皮、陈皮、神曲（炒）、茯苓、麦芽、黄连、甘草、白术，研末调服，伤乳食者加山楂，因时气者加滑石，发热者加薄荷；治小儿痢疾，黄连、黄芩、陈皮、甘草，水煎服，赤痢加红花、桃仁，白痢加滑石末，里急后重加木香、槟榔、枳壳，久不止者用肉豆蔻、罂粟壳（炒黄）；小儿腹痛，多是饮食所伤，宜白术、陈皮、青皮、山楂、神曲、麦芽、砂仁、甘草，受寒痛者加藿香、吴茱萸，有热加黄芩。不胜枚举。

五、多措并举治顽疾

据《丹溪心法》记载，丹溪先生常采用内服外治同用、餐前餐后间服、乳母服或母子同服等多种方法齐头并进，治疗顽固性疾病。如：治小儿秃头，先用白灰烧红淬长流水令热洗之，次又内服酒制通圣散，同时外用胡荽子、伏龙尾（即梁上灰尘）、黄连、白矾为末油调敷；治小儿脱肛，在内服木通、甘草、黄连（炒）、当归、黄芩（炒）的同时，用东北方陈壁土泡汤先熏后洗；治疗小儿疳证，食前服乌犀丸，食后服黄龙丸；治疗子热，用炒芍药、香附、滑石（一两），甘草（三钱），黄连（二钱），生姜三片煎汤，乳母共服；治小儿解颅，用四君子与四物，子母皆服，并一白蔹末外用帛束紧敷之。如此等等。

33

六、病案举隅

一富家子年十四岁，面黄善啖，易饥，非肉不食，泄泻一月，脉之两手皆大，惟其不甚疲倦，以为湿热当疲困而食少，今反形瘦而多食，且不渴，此必病虫作痢也，视大便果蛔虫所为，予教去虫之药，勿用去积之药当愈。次年春夏之交，泻，腹不痛，口干，此去年治虫不治痔故也，遂以去痔热之剂，浓煎白术汤与之，三日而泻止半。复见其人甚瘦，教以白术为君，芍药为臣，川芎、陈皮、黄连、胡黄连，入少芦荟为丸，煎白术汤下之，禁食肉与甜物，三年当自愈。(《丹溪治法心要》)

【按语】痔之为病，虽有虫积、食积、肉积多种病因，然其内因总不外乎脾虚胃热。本案患儿非肉不食，表面上看是肉积致痔泻，然其善食而易饥，面黄而形瘦，却不甚疲倦，丹溪很肯定地认为"此必病虫作痢"。能食形瘦，乃水谷精微被蛔虫吸食而肌肤失于濡养，故当先杀虫以去除病因。然因伤于肉食而成痔热未除，故来年腹泻又作，当于春夏之交连用清热除痔之剂三年而愈。因痔本伤于肉食而甜物碍脾，故均宜禁食。丹溪翁通过本案告诫小儿不可偏食并要讲究卫生，医者则需审因论治而标本兼顾。

综上所述，朱丹溪有关小儿病证的证治多从肝脾入手，用药注重泻肝火而扶脾阴，多措并举，善于遣方化裁而讲究调剂，其学术思想和临证经验值得后人学习和借鉴。

第三节
戴思恭《推求师意·小儿门》

朱丹溪嫡传弟子戴思恭，字原礼，号肃斋。世居兴贤（现浙江省浦江县）之马剑（1967 年以后归属现浙江省诸暨市管辖）九灵山下。生于元泰定元年甲子（1324），卒于明成祖永乐三年乙酉（1405），享年 82 岁。

他著《推求师意》以总结和发挥丹溪学术，对丹溪学派的传承与发展功不可没。

顾名思义，《推求师意》是对老师学术思想的推求与发挥。《推求师意·小儿门》，在朱丹溪主要著作的基础上，除了增加小儿脉象和指纹诊法、变蒸进行论述外，还对蛔虫等9种病证的病因、病机、辨证、治法进行了补充，使丹溪学术思想得到发挥并对临证更有裨益。

一、色脉肤温参验论诊法

《推求师意·小儿门》先述以小儿脉象、指纹颜色、皮肤温度判断所主病证，至今仍对临床有指导价值。

（一）把脉方法

关于小儿诊脉方法，戴氏主张"以大指按三部"。对此，元代曾世荣《活幼心书》（1294）记载："凡把幼稚之脉，仅二三岁者，但以一指揣按关部，侧指于关前取寸口，侧指于关后取尺泽，至四五岁余，却密下三指按三部……二岁以前，只依一指按关部取法为率。"

笔者认为，把儿童脉原则上7周岁以下宜以食指"一指定三关"，7周岁以上宜"密下三指按三部"。

（二）关于脉率

脉率以一息计，戴思恭认为6~7次为平脉，10次为发热，5次为内寒。溯晋代王叔和《脉经》谓："小儿四五岁，脉呼吸八至，细、数者吉。"严格来说，小儿正常脉率应当依年龄大小而论，年龄越小脉率越快，故不可一概而论，只是应比正常成人快些。

（三）常见脉象及其主病

文中论及浮、紧、沉缓、弦急、促急、紧弦、洪、浮迟、沉细、单细、牢实、伏结、大小不匀、浮大、乱等15种脉象。其所主病证分别是脉浮主风，脉紧主风痫，沉缓主伤食呕吐，弦急主气不和，促急主虚惊，紧弦主腹痛，洪脉主虫扰，浮迟主潮热，沉细主里寒，单细主疳痨，牢实主便秘，伏结主癥瘕积聚，而脉乱、浮大或大小不匀均为危重征兆，预后不良。

依笔者临床所见，小儿脉象以浮、沉、迟、数、弦、细为多。

（四）据指纹颜色与肢体冷热断病

运用指纹颜色与肢体冷热判断病因病证，戴氏沿袭了南宋许叔微《普济本事方·小儿病》记载的观点，认为紫色为感受风热，红色为伤及寒邪，青色是内动惊风，白色为疳证，黑色系感受戾气以致热邪深重或气滞血瘀，黄色则是湿邪困遏脾阳。鼻冷是将发疮疹，耳冷系风热症的表现，遍身皆热则是伤寒引起，上热下冷当为伤食病。可资临床验证。

二、重点论述夜啼斑疹惊疳

《推求师意·小儿门》记载蛔虫、丹瘤、脱肛脱囊、木舌、解颅、夜啼、斑疹、惊、疳等儿科病证共9种，除了"脱肛脱囊"只言病因病机、"解颅"仅言治法外，其余7种均有病因病机、治法或方药的记载。其中，对夜啼、斑疹、惊、疳4种病证的论述尤为详尽。

（一）夜啼四证辨治

"夜啼"一节，根据巢元方《诸病源候论》分4种情况，分别是：由风邪乘心引起，心脏精神不定的惊啼；由脏冷与阴气相搏，脏气相并，或烦或痛的夜啼；由触犯禁忌引起的啼哭；由胎伤风冷，邪气与正气相搏引起腹痛、躯胀蹙的躯啼。治疗方法，治惊啼以清肝心、镇神安魂之剂，治夜啼和躯啼则以温平和、利气血之剂；治触犯禁忌引起的啼哭"以法术断之"。又附《三因极一病证方论》辨治夜啼四证方法（辑录于《小儿保生要方》）：腹痛，哭闹时曲腹，面青白，口有冷气，腹亦冷，为寒症，治以大蒜、乳香和丸服；心燥面赤，小便赤，口中热，腹暖，啼或有汗，仰身而啼，为热症，治以灯花散；重舌啼哭以炒蒲黄掺舌，口疮啼哭以牡蛎、甘草掺口中；客忤见生人之气，忤犯而啼者，以灶中土、蚯蚓粪，水和涂儿头上及五心。受其影响，薛铠、陈复正等后世医家多将夜啼责之于脾寒（脏寒）、心热，由汪受传教授主编的中医儿科学硕士研究生教材《中医儿科学》（1998 年 12 月人民卫生出版社出版）则将夜啼分为脾虚中寒、心热内扰、暴受惊恐、脾虚肝旺 4 种证型，分别以匀气散、导赤散、远志丸、柴芍六君子汤加减论治。

（二）详述斑疹证治

关于斑疹的证治，在丹溪著作中多单列一节论述，而在儿科病证部分只有"痘疹""瘾疹"的简单描述，但在《推求师意·小儿门》中则用较大篇幅进行了比较全面的论述。首先，根据钱乙《小儿药证直诀·记尝所治病二十三证》之"疮疹"案，戴氏提炼出胎毒使五脏受秽以致发斑疹前后的各自表现，即：肝受秽，先呵欠、烦闷，后发水疱；心受秽，先发惊悸，后发斑；脾受秽，先乍凉乍热、手足冷，后发疹；肺受秽，先面赤、腮颊赤、嗽嚏，后发脓疱；肾在脏腑下，不能食秽，故无候。次之，对斑疹未出前的不同症状、已出后的斑疹多少、不同兼证和发不透、倒靥黑陷、斑疹遗毒入里等诸多情况进行了辨证论治。再则，在引用《内经》和钱乙、张从正、李东垣、陈文中观点的同时，对恶血胎毒和斑疹的形成、鉴别、转归及加减治疗进行了补充讨论。最后指出："治是症者，果二火热盛，泻之分气血表里，辨时令寒热、禀质壮怯、病状轻重，随宜用药，初无执一之说。此篇所叙举其大概耳！其详非笔舌可尽。"强调"初无执一""非笔舌可尽"，说明了斑疹的多样性、复杂性，医者须结合气候寒热温凉、体质强弱、病情轻重，灵活辨证用药。

（三）惊风证治发挥

丹溪著作记载："惊有二证，一者，热痰主急惊，当宜泻之；一者，脾虚乃为慢惊所主，多死，治当补脾。急者，只宜降火、下痰、养血；慢者，只用朱砂安神丸，更于血药中求之。"治疗惊风有内服方剂20首、外治法6种之多，以重镇安神、息风止痉、清热、化痰、开窍为主。戴氏对此进行归纳整理并有所发挥，提出："急慢惊风病机，以一言统之，谓诸热瞀瘛，诸病惊骇，皆属于火……治法清心、凉肝、安神、定魄，用辰砂、牛黄、吊藤（钩藤）、芦荟、全蝎、天麻、龙齿、虎睛、南星、腻粉、脑、麝之类。"另外，文中所述，急惊用利惊丸、导赤散、泻青丸、地黄丸，搐止再服安神丸；慢惊当去脾间风，先以宣风散利二便，后用使君子丸、益黄散健脾益气、涩肠止泻。惊风发搐有潮热者，看潮热发作时辰，发于寅卯辰是肝症，用泻青丸息肝风；发于巳午未者为心热，宜导赤散清心火。伤风发搐用大青膏、小续命汤之类；伤食发搐用羌活防风汤化服大青膏，后用白饼子下其食，搐止后用调中丸、异功散养其气。如此等等，均是传承了钱乙的治法。末了，与文首"方论急惊为阳痫，慢惊为阴痫"呼应，得出"由是，急慢惊风即为痫也"的结论。

对此，笔者赞同《证治准绳·幼科》"惊风三发便为痫"的观点，即惊风反复发作可演变成痫证。

（四）统一疳证治则

戴思恭认为，历代医家关于疳证的分类名称繁多，有按"五脏所受不同"分风疳、惊疳、食疳、气疳、急疳，有按"十二经气血所受变状不一"分惊绝疳、干疳、漏疳、脑疳、绝急疳、无辜疳、齿疳、浊疳、痢疳、蜃疳、五疳出虫等等，对其治疗也有"数百方"。据不完全统计，在丹溪医著中也记载有治疗疳证内服方药16首、外治法1种。针对疳证证治纷繁复杂的现状，戴氏大胆提出要根据五脏升降浮沉的生理功能和寒热温凉的生理病理特点，采取"虚者补之""实者泻之"的原则辨证论治。

三、对变蒸学说的认识

有关小儿"变蒸"学说的记载始见于东汉时期我国第一部儿科学专著《颅囟经》："凡孩子自生，但任阴阳推移。即每六十日一度变蒸，此骨节长来四肢发热"。到西晋王叔和《脉经》、隋代巢元方《诸病源候论》、唐代孙思邈《备急千金要方》《千金翼方》以及宋代钱乙《小儿药证直诀》等百余种古籍中均有关于变蒸的阐述，对于变蒸周期的论述也有许多不同观点，明清以后的张景岳、陈复正等还提出了批评意见。戴思恭认为"变蒸有早有晚，依时如法者少也"。并对初变之时，反复发热不退和发热汗出不止者，分别应用肝黑散和紫霜丸治疗；对变蒸时遇寒所致寒热交争、腹痛娇啼不止者，则给与温慰方法外治。同时指出，变蒸与温壮伤寒相似，若身热、耳热、髋热，则非变蒸，应予以治疗。最后提出，变蒸是少火（阳气）运动于阴阳之间的过程，通过少火运动可以推陈出新，使气血生而胎毒散。这也就是小儿生长发育过程中新陈代谢的具体表现。

总之，戴思恭《推求师意·小儿门》在继承朱丹溪学术思想和临床经验的基础上，广征博引《内经》《脉经》《普济本事方》《诸病源候论》《三因极一病证方论》《小儿药证直诀》及张从正、李东垣、陈文中的学术观点，对小儿诊法、常见儿科病证的理法方药和变蒸理论进行了归纳和完善，使丹溪学派的儿科学术思想和临床经验得到了升华。

第四节
虞抟《医学正传·小儿科》

虞抟（1438—1517），字天民，自号华溪恒德老人，今浙江省义乌市廿三里镇华溪村人，明代中期著名医学家。《金华府志》中载："义乌以医名者，代不乏人，丹溪之后，唯抟为最。"所以，虞抟作为丹溪私淑弟子，亦是虞氏医学世家的代表。

《医学正传》系虞抟代表著作，成书于公元1515年。全书共8卷，介绍病证百余种，载方约千首，卷之八为小儿科。笔者整理发现，该书"小儿科"先总论小儿病因和脉法，后记载急慢惊风、发搐、五痫、疳证、吐泻、痘疹等6个门类共24种病证的脉因证治。其中，论述惊、疳、吐泻、痘疹之理法方药尤为详尽，而发搐、五痫二证全部录自《小儿药证直诀》。虞抟认为，小儿病因以胎毒、伤食多见，小儿脉法当6岁以下看虎口指纹，7岁以上方可切脉，"纯阳"年龄应以8岁为界。研究表明，《医学正传·小儿科》根据《内经》《小儿药证直诀》之要旨，继承丹溪学术思想，博采历代医家医论验方，秉承家传，旁通己意，是一部实用型综合性的儿科临床古籍。

一、主要内容及其学术渊源

《医学正传·小儿科》共2.78万字，先总论病因、脉法，次记载急慢惊风、发搐、五痫、疳证、吐泻、痘疹等6个门类共24种病证的证治，含吐泻门下附记的腹胀、腹痛、夜啼、痰热、解颅、吃泥、脱囊、脱肛、赤瘤、脐汁出、头疮、尾骨痛、弄舌、龟胸龟背、重舌木舌、鹅口口疮、走马牙疳、脐风撮口等18种"小疾"，按中医病证系统分类以脾系（8种）、心肝系（6种）和疡科（5种）为主。

（一）惊疳吐泻，详论理法方药

在当时的自然环境和生活条件下，急慢惊风、疳证、吐泻是小儿常见病、多发病和危急重症，也是医家重点关注的病证。所以，《医学正传》在"小儿科"一篇，从总论、脉法、治疗方法入手，对其理法方药作了详细论述。其中总论皆引《内经》《小儿药证直诀》要旨，在尊崇钱乙专业理论的基础上，继承了丹溪学术观点，并记载了钱乙、朱丹溪、李东垣、孙思邈等医家以及家传和个人历验儿科验方34则，其中急慢惊风18则、诸疳证12则、吐泻4则。为总结和继承前人儿科学术观点和临床经验，发展和完善中医儿科理论和治疗体系作出了一定的贡献。

（二）发搐五痫，录自《小儿药证直诀》

有关发搐、五痫证治，虞氏兼收并蓄《小儿药证直诀》相关内容，其中所谓"男发搐，目左视无声，右视有声。女发搐，目右视无声，左视有声"，由此，儿科鼻祖钱仲阳之学术经验作为经典传承可见一斑。

（三）论述痘疹，最是明细详尽

痘疹是皮肤出现斑疹、丘疹、疱疹等皮疹的急性传染性疾病的统称，包括麻疹、风痧（风疹）、奶麻（幼儿急疹）、丹痧（猩红热）、天花、水痘等，发病初期多表现为发热和呼吸道症状。《医学正传》以 1.3 万余字的篇幅，将痘疹作为小儿重要病证论述。记载了钱乙、朱丹溪、刘河间、张子和、陈文中以及杨氏、汤氏、吕氏、胡氏、王氏、史氏、张氏等医家学术观点和经验方剂 134 首。认为痘疹发病，内因"胎毒藏于命门"外因"岁火太过，热毒流行"，病性属阳、属心火，病位在脾肺二经，治疗原则初起"务令微汗为度""首尾俱不可妄下，但温凉之剂兼而济之，解毒和中安表而已"，并从以下三方面，对痘疹辨证论治进行了详尽的论述。

1. 察色详证以判虚实预后

指出痘疹患者，吐泻不能食为里虚，不吐泻能食为里实；灰白色陷顶多汗为表虚，红活凸绽无汗为表实；诸痛为实，诸痒为虚，外快内痛为内实外虚，外痛内快为内虚外实。训诫医者，里实而补则结痈毒，表实而复用实表之药则溃烂不结痂也。判断疾病预后，表虚者疮易出而难靥，表实者疮难出而易收，里实则出快而轻，里虚则发迟而重，表实里虚则陷伏倒靥，里实表虚则发慢收迟。

2. 正治从治以解寒温之争

关于痘疹治疗，先人陈文中用丁、附、姜、桂等峻热之药，而刘河间、张子和辈悉用芩、连、大黄等寒凉之剂。当时的医者也是各有所偏，依陈氏而行者多用热药，宗刘张而治者多用凉剂。虞抟指出偏用温热或寒凉，均为"刻舟求剑之道"，认为根据痘疹为心火的属性，刘张用凉药系正治为常法，而陈氏用温药为从治是权变。当然，也要看时令寒热、缓急施治，不可固执一见。这与戴思恭的观点基本一致。

3. 广征博引论治小儿痘疹

关于治痘疹"方法"，虞氏首先引用《丹溪心法·痘疮》"附录"之小儿疮疹论治，对病因、病性、症状、治疗原则等进行了阐述，共列出33方从痘疹欲出前、初出时、已出后等不同阶段，针对病机之寒热温凉、体质之气血虚实而见痘疹之疏密色泽或干湿、出疹之快与不快、兼证和变证之差异进行辨证论治，为继承丹溪论治小儿痘疮学术经验发挥了积极的作用。接着，《医学正传》博采众家医论药方，先叙痘疮（疹）发前之五脏形证、发时之五脏形色和发病原因，列载治疗痘疹（疮）方药101则，其中疮欲出而未出因于外感而发搐或因与内伤而吐泻6首，形病、气病、形气俱病4首，三阴三阳病6首。治变证，三阳证之疮出不快、疮青干黑陷者或伴喘、渴、大便实甚则昏冒时作搐搦者10方，三阴证之四肢逆冷、自利者，痘疮平塌、灰白色不泽者或四肢厥逆、时作搐搦者1方，形气不足之自汗声不出、疮顶陷塌、不绽肥者1方，表里虚实之疮难出而易靥或易出而难靥、或痛或痒11方，疮出不快21方，伤寒时气发斑5方，疮后余毒致病16方，平治诸方6方，古人拯治痘疮要法14方。并就不药而愈六证、外证逆顺轻重、痘疮初末形证轻重、五不治证进行了论述。

《医学正传》不是痘疹专著，但其对痘疹的论述极为详尽而全面，据此我们可以推断在当时出疹性急性传染病对儿童的危害程度，同时也让我们看到了虞抟钻研痘疹理法方药的良苦用心。

二、学术特点讨论与体会

（一）小儿病因，以胎毒伤食多见

虞抟认为，小儿"内无七情六欲之交战，外无大风大寒之相侵""抑考其证，大半胎毒而少半伤食也，其外感风寒之证十一而已"，指出变蒸、痘疹、斑烂、惊悸、风痛、发搐、痰壅、赤瘤、白秃、解颅、重舌、木舌诸证，皆因孕母不谨胎毒引起，而吐泻、黄疸、五疳、腹胀、腹痛、水肿、疟、痢、痰喘，则由饮食不节，调养失宜所致。所以，告诫孕母要忌食辛辣、过酸、煎煿之品以免胎气随热，切忌嗜欲无节、喜怒无常而使情欲动中、胎息辄躁，以致胎儿患病。同时，在婴儿喂养时，反对未满百日而与咸酸之味，或未足周岁辄与肥甘之物，否则百病由是而生。

笔者认为，以上虞抟所述病因当主要针对婴幼儿而言。

（二）小儿脉法，有独到学术见解

关于小儿脉法，虞抟认为，6 岁以下看虎口指纹，7 岁以上方可以一指切三部之脉。

指纹诊法，始见于唐代王超《仙人水镜图诀》，是从《灵枢》诊鱼际络脉法发展而来，主要是观察食指桡侧浅静脉的颜色和充盈度，以此判断小儿病证的表里寒热虚实轻重。经检索古籍，历代医家对小儿看指纹的年龄主要有 4 种观点：第一种观点是 1 岁以下，如清代陈梦雷所编《古今图书集成·医部全录》第四百〇三卷所录《小儿药证直诀·脉法》条下有注："明代寇平《全幼心鉴》云：'小儿一岁以前，看虎口食指寅卯辰三关，以验其病。'"第二种观点是 3 岁以下，如清代陈复正《幼幼集成》载："小儿自弥月而至于三岁，犹未可以诊切……不若以指纹之可见者，与面色病候相印证，此亦医中望切两兼之意也。"第三种观点是 5 岁以下，如明代李中梓《诊家正眼》记载："小儿五岁以下，未可诊寸关尺，惟看男左女右虎口。"清代周学海《脉义简摩》曰："五岁以下，未可诊寸关尺，但诊虎口，男左女右。"第四种观点，就是虞抟提出的："如一岁至六岁曰婴孩，惟以男左女右手次指三关之脉，以为验病轻重死生之诀。"

笔者认为，根据小儿肌肤脉络发育规律，当以 3 岁以下为看指纹的合适年龄，4 岁以上小儿可根据个人体质差异看指纹和切脉两者结合诊视。

关于正常脉率，虞抟认为 7~10 岁为"一息七八至"，11~14 岁为"一息五六至"；关于脉象，虞抟认为："数为热，迟为寒，浮为虚为风，沉为实为积为痛，浮而数者为乳痫惊悸，虚而软者为慢惊癥瘕，紧而实者为风痫，牢而革者为便秘，沉而弦者为食积为腹痛，紧而弦者为气急为风寒，洪数者为热，伏结为伤食，软细者为虫痔。若气促脉代、散乱无伦次者，死在须臾而不治。"基本涵盖了小儿常见病证的脉象。

（三）"纯阳"年龄，以 8 岁以前为界

关于小儿"纯阳"的年龄界限，《颅囟经·脉法》记载："凡孩子三岁以下，呼为纯阳，元气未散。"而《医学正传·急慢惊风》中提出："夫小儿八岁以前曰纯阳，盖其真水未旺，心火已炎，故肺金受制而无以平木，故肝木常有余，而脾土常不足也。"从两者的立论基础看，前者是以先天禀赋之精尚存的生理特点为出发点，认为 3 岁以下小儿体内尚存禀赋于父母的"元阴""元阳"之"气"；后者则尊崇《素问·上古天真论》"男子八岁，肾气实""女子七岁，肾气盛"以及"五行生克乘侮"理论，从小儿病理特点出发，指出 8 岁以前小儿自身肾精尚未充盈，若肾水与心火不能既济，容易导致心火亢盛、克制肺金太过而无以平肝木，而出现"肝常有余""脾常不足"的病证。

笔者认为，若小儿"纯阳"之说代表的是"生机蓬勃，发育迅速"的生理特点，那么根据小儿时期生长发育特点分析，未成年人即为"纯阳之体"。因为正常情况下，成年以前无论是体格、智力还是各脏腑组织功能，都在不断走向成熟和完善，所以通常情况下可将男孩 16 岁精未泻、女孩 14 岁经未行以前作为"纯阳"的年龄界限，这与吴瑭《温病条辨·解儿难》中"古称小儿纯阳，此丹灶家言，谓其未曾破身耳"之说亦相合。当然，性早熟者属病理状态，另当别论。

综上所述，虞抟《医学正传·小儿科》根据《内经》《小儿药证直诀》之要旨，继承丹溪学术思想，博采历代医家之医论验方，秉承家传，旁通己意，是一部实用型综合性的儿科临床古籍。

第五节
张景岳温补小儿泄泻重症验案

张景岳（1563—1640），名介宾，字会卿，山阴会稽（今浙江绍兴）人，著有《景岳全书》《质疑录》《类经》及《类经图翼》《类经附翼》等巨著，是浙派中医"温补学派"代表人物之一。

《景岳全书·小儿则》共载张氏亲历病案4则，均以泄泻为主证、温补为治则，病情凶险，用药果断审慎。

案一 气虚外感泄泻案

余之仲儿，生于乙卯五月，于本年初秋，忽尔感寒发热，脉微紧。然素知其脏气属阴，不敢清解，遂与芎、苏、羌、芷、细辛、生姜之属，冀散其寒，一剂下咽，不惟热不退而反大泻作，连二日泻不止而喘继之，愈泻则愈喘。斯时也，将谓其寒气盛耶，何以用温药而反泻？将谓其火刑金耶，岂以清泻连日而尚堪寒凉？将谓其表邪之未除耶，则何以不利于疏散？束手无策，疑惧已甚，且见其表里俱剧，大喘垂危，又岂浅易之剂所能挽回？因沉思良久，渐有所得，乃用人参二钱、生姜五片，煎汁半盏，然未敢骤进，恐再加喘，必致不救。因用茶匙挑与二三匙，即怀之而旋走室中，徐察其呼吸之进退。然喘虽未减，而亦不见其增甚，乃又与三四匙。少顷，则觉其鼻息似乎少舒，遂放胆与以半小盏，更觉有应。自午及酉，完此一剂。适一医至，急呼曰：误矣，误矣！焉有大喘如此而尚可用参者？速宜以抱龙丸解之。余诺之而不听，乃复以人参二钱五分，如前煎汤，自酉至子尽其剂，剂完而气息遂平，鼾鼾大睡，泻亦止而热亦退矣。此所以知其然者，观其因泻反喘，岂非中虚？设有实邪，自当喘随泻减，是可辨也。向使误听彼医，易以清利，中气一脱，即当置之死地，必仍咎余之误用参也。孰是孰非，何从辨哉！余因记此，以见温中散寒之功，其妙有如此者。（《外感发热治法》篇）

【病史摘要】3个月左右男孩，初秋因外感风寒发病，始见发热、脉微紧。先与芎、苏、羌、芷、细辛、生姜等辛温发散之剂，非但热不退而反大泻，继之暴喘欲脱，病情垂危！后改益气温中，用人参二钱、生姜五片，煎汁半盏，自午时起用茶匙先喂二三匙，视其呼吸情况调整喂服速度，见其喘息平缓再喂三四匙，待其鼻息舒缓遂放胆喂服半小盅，少量多次至酉时喂完；再以人参二钱五分，如前煎汤，自酉至子服完，而气息遂平、齁齁大睡、泻止热退。

【赏析心悟】①患儿虽为外感风寒，但因婴儿体质虚弱，极易外邪入里，故用辛温发散之剂而却热不退表不解；②有实邪自当喘随泻减，因泻反喘必为中虚，当温中散寒而忌清利；③小儿用药，无论补泻，均须少量多次、且察且行、中病即止；④为小儿医者，须胆大而心细。

案二　脾肾阳虚吐泻案

余季子于丁巳正月生于燕邸，及白露时甫及半周，余见新凉日至，虞裀褓之薄，恐为寒气所侵，每切嘱眷属保护之，而眷属不以为意，及数日后，果至吐泻大作，余即用温胃和脾之药，不效。随用理中等剂，亦不效。三日后，加人参三钱，及姜、桂、吴茱、肉豆蔻之类，亦不效。至四五日，则随乳随吐，吐其半而泻其半，腹中毫无所留矣。余不得已，乃用人参五六钱，制附子、姜、桂等各一二钱，下咽即吐，一滴不存，而所下之乳则白洁无气，仍犹乳也。斯时也，其形气之危，已万无生理矣。余含泪静坐书室，默测其故，且度其寒气犯胃而吐泻不止，若舍参、姜、桂、附之属，尚何术焉？伎已止此，窘莫甚矣。思之思之，忽于夜半而生意起，谓其胃虚已极，但药之气味略有不投，则胃不能受，随拒而出，矧附子味咸亦能致呕，必其故也。因自度气味，酌其所宜，似必得甘辣可口之药，庶乎胃气可安，尚有生意。乃用胡椒三钱，捣碎，加煨姜一两，用水二盅，煎至八分，另盛听用。又用人参二两，亦用水二盅，煎至一盅，另盛听用。用此二者，取其气味之甘辛纯正也。乃用茶匙挑合二者，以配其味，凡用参汤之十，加椒姜汤之一，其味微甘而辣，正得可口之宜。遂温置热汤中，徐徐挑而与之，陆续渐进，经一时许，皆咽而不吐，竟得获效，自后乳药皆安，但泻仍未止也。此自四鼓服起，至午未间，已尽二两之参矣。参尽后，忽尔躁扰呻吟，烦剧之甚，家人皆怨，谓以婴儿娇嫩，脏腑何堪此等热药。是必烧断肚肠也，相与抱泣。余虽疑之而不为乱，仍宁神熟思之，意此药自四鼓至此，若果药有难堪，何于午前相安，而此时遽变若此？其必数日不食，胃气新复，而仓廪空虚，饥甚则然也。傍有预备之粥，取以示之，则张皇欲得，其状甚急，乃与一小盏，辄鲸吞虎嗜，又望其余，遂复与半碗，犹然不足，又与半碗，遂寂然安卧矣。至次日，复加制附，始得为止全愈。呜呼！此儿之重生，固有天命，然原其所致之因，则人之脏气皆系于背，褓薄夜寒，则寒从背俞而入，内干于脏，中必深矣；原其所治之法，则用药虽当，而气味不投无以相入，求效难矣。及其内饥发躁，使非神悟其机，倘妄用清凉，一解则全功尽弃，害可言哉。故余笔此，以见病原之轻重，气味之相关，及诊治之活变有如此关系者。虽然，此特以己之儿，故可信心救疗如是，设以他人之子，有同是病者，于用参数钱之时，见其未效，不知药未及病，必且烦言吠起，谤其误治，改用苦寒，无不即死，而仍归罪于用参者，此时黑白将焉辨之？故再赘其详，用以广人之闻见云。（《吐泻》篇）

【病史摘要】年不满半岁男孩，白露新凉之际，因衣被失于保暖而感寒发病，以呕吐、腹泻为主症。先以理中汤等温胃和脾之剂，后加人参、肉桂、吴茱萸、肉豆蔻之类，均不见效。病至四五日，进食则吐，吐泻相半，将人参用量从三钱加至五六钱，制附子、干姜、肉桂等各一二钱，仍下咽即吐，泻下乳汁白洁不化而无臭味。于是，改用胡椒三钱、煨姜一两，用水二盅，煎至八分，保温备用；人参二两，亦用水二盅，煎至一盅，保温备用。将备用参汤与椒姜汤以 10∶1 的比例缓缓喂服，一个时辰后咽而不吐，但泻仍未止。自四鼓（丑时）至午未间二两人参服完，患儿"胃气新复，仓廪空虚"，饥而求食，与预备之粥"辄鲸吞虎嗜"，进食一碗余，"遂寂然安卧"。

【赏析心悟】①乳儿"藩篱疏，肌肤嫩"易于感受寒邪，提示小儿腹、背、足部尤须保暖；②频繁呕吐，"胃虚已极，但药之气味略有不投，则胃不能受，随拒而出"，故用药须气味相投，甘辛可口而无犯胃气；③"下利清稀，完谷不化"，属脾肾阳虚之危重征兆，切忌药用苦寒；④附子味咸亦能致呕，胃气虚时不可用之；⑤吐泻之后，仓廪空虚可致躁动不安，当进养胃食物以助新复胃气。

案三 真寒假热泄泻案

都闻钱旭阳长郎，年及两周，季夏间以生果伤脾，因致先泻后痢。旭阳善医，知其不过伤于生冷，乃与参、术、姜、桂温脾等药，泻痢不愈，而渐至唇口生疮。乃谋之余，曰：此儿明为生冷所伤，今不利温药，将奈之何？余曰：此因泻伤阴，兼之辛辣遽入，而虚火上炎耳，非易以附子不能使火归原也。因用二剂，而唇口疮痛、咽肿倍甚，外见于头面之间而病更剧矣。又谋之余曰：用药不投如此，岂真因湿生热耶？余诊之曰：上之脉息，下之所出，皆作真热，本属阳虚。今热之不效，虽属可疑，然究其所归，寒之则死，必无疑也。意者，药犹未及耳。旭阳曰：尚有一证似属真寒，今其所用汤饮，必欲极滚极热者，余等不能入口，而彼则安然吞之，即其喉口肿痛如此，所不顾也，岂其证乎？余曰：是矣，是矣。遂复增附子一钱五分，及姜、桂、肉果、人参、熟地黄之属，其泻渐止，泻止而喉口等证不一日而全收矣。疑似之间，难辨如此，使非有确持之见，万无一生矣。余自经此以来，渐至不惑，后有数儿证治大同者，俱得保全。噫！此不惑之道，其要何居？在知本之所在耳，临证者可无慎哉！（《吐泻》篇）

【病史摘要】2周岁男孩，季夏食生果发病，症见先泻后痢。先与参、术、姜、桂温脾等药，泻痢不愈，而渐至唇口生疮。此因泻伤阴，兼之辛辣遽入，而虚火上炎，以附子使火归原。用二剂，而唇口疮痛、咽肿倍增，外见于头面之间，而病更剧，然"所用汤饮，必欲极滚极热者"，此为附子用量不足，遂复增至一钱五分，与姜、桂、肉果、人参、熟地黄等同用，其泻渐止，而喉口等证不到一天痊愈。

【赏析心悟】①因泻伤阴，真阴不足，则阳无以附，虚阳外浮，又食辛辣药物，使虚火上炎而口舌生疮、咽喉肿痛剧烈；②虽见唇口生疮、咽喉肿痛，但喜热饮，此系"真寒假热"；③在滋阴药中加入附子、肉桂之类温阳之品，此乃张景岳所创"引火归原"之妙法；④"治病必求其本"。

案四　误食巴豆暴泻案

余初年在京，治一五岁邻女，适经药铺，见有晒晾巴豆，其父误以为松仁，以一粒与食之，嚼而味辣，即忙吐出，而已半粒下咽矣。少顷，大泻十余次，泻后次日，即致肚腹通身悉皆肿胀，绝口不食，因求治于余。或谓宜黄连、绿豆以解毒；或谓宜四苓、五皮以利水。余曰：大攻之后，岂非大虚之证乎？能再堪苦寒以败脾否？大泻之后，又尚有何水之可利？遂单用独参汤及温胃饮以培脾气，不数剂而复元如初。夫既以大泻，而何以反胀若是？因此一证，乃知大虚大寒而致成肿胀者，类多如此。（《腹胀腹痛》篇）

【病史摘要】 5岁女孩，误食巴豆发病，症见暴泻、肚腹通身肿胀、绝口不食。遂单用独参汤及温胃饮以培脾气，不数剂而复元如初。

【赏析心悟】 ①巴豆峻下之品，泻下重伤气阴；②大虚大寒，阳气虚甚，可致肿胀；③治疗急用益气温中之剂，忌用苦寒利水之品。

综观四案，张景岳治疗小儿泄泻有以下3个特点：①喜用温补，善用参、附；②药不过剂，缓缓进补；③重视顾护脾胃之气。以上4位患儿皆为张氏自己或邻居、同仁之子女，病因明确，病情跌宕，病势危重，诊疗思路描述细致，病史经过记录详尽，温补学术特色明显，是反映张景岳温补学术思想宝贵的病案资料，值得后人借鉴。

第六节
《景岳全书·小儿则》发热证治

发热，是一种常见的临床症状，是由外感或内伤等各种病因造成人体阴阳失调而出现的体温升高，或体温正常而病人自觉有发热感。由于发热的时间、部位、热势轻重程度和自觉症状不同，临床可分为恶寒发热、壮热、潮热、往来寒热、烦热、微热、骨蒸热等不同类型。

《景岳全书·小儿则》按病因将发热分为外感发热、疮毒发热、痘疹发热、疳积发热，以及由饮食、惊风、阴虚、变蒸引起的发热，并记载了虚实内外发热的辨证和鉴别要点、治则治法和特色方剂。

本节分析总结了《景岳全书·小儿则》有关小儿各种发热的辨证与鉴别要点，介绍了虚实内外发热的治疗原则、外感发热的特色疗法和虚实内热证的正治反治方药，并对《景岳全书·新八阵方》所列治疗发热柴胡系列方剂的功效主治和组方原则进行了解析。

一、辨证与鉴别

（一）实热虚热辨证要点

"发热"篇，阐述了实热与虚热的辨证要点。

实热，证见面赤气粗，口燥唇疮作渴，喜饮冷水，大小便难，或掀衣露体，烦啼暴叫，声洪脉强，伸体而卧，睡不露睛，手足热。

虚热，证见面色青白，气怯神倦，恍惚软弱，口鼻微冷，不喜寒凉，饮汤安静，泄泻多尿，呕恶惊惕，上盛下泄，抱腹喜按，乍凉乍温，夜则虚汗，卧则露睛，屈体而卧，手足冷，脉息缓弱。

（二）各种发热辨证要点

"诸热辨证"篇，论述了各种发热的辨证要点，否认生理性"变蒸发热"观点。

若热随汗退者，即外感证；再三取汗而热不遏者，必为痈毒；若汗出热不退，无痈肿而耳后红筋灿然，眼如包泪，或手指尖冷，脉紧数者，必是痘疹；饮食内伤，风寒外感，表里兼病而发热者，为食积外感；饮食内伤，阳明郁积，成痞成疳，内外俱热，是疳积发热，非暴伤饮食者之比，亦非肌表发热者之比；凡阴虚发热者，此即小儿劳损证，亦名童子劳；至于变蒸发热之说，则不因外感必以内伤，未闻有无因而病者。

（三）内热外热鉴别要点

"内热证"篇，论述了内热与外热的鉴别要点。内热，以五内之火，热由内生，病在阴分，其来必缓；外热以肤腠之邪，风寒外袭，病在阳分，其至必骤。

二、治则与治法

（一）虚实内外发热治疗原则有别

实热，因邪气有余，或可散邪，或宜清火；虚热，因正气不足，最宜调补，或兼解邪，虽有发热外证，必不可妄用寒凉及任意消散克伐等剂。

内热，宜清凉不宜升散，升散则内火愈炽、火空则发；外热，宜解散不宜清降，清降则表热愈留、外内合邪。内热之证，实者宜从正治，虚者当从反治。

（二）治外感发热方法独特

1. 创柴胡系列方

"外感发热治法"篇，运用正柴胡饮、一柴胡饮、二柴胡饮、三柴胡饮、四柴胡饮、五柴胡饮及柴陈煎等，治疗各类不同病因引起的瘟疫、疟疾、暑证、劳倦内伤、腰痛表证之外感发热。其中体虚感冒，用四、五柴胡饮，先固其中、次解其表；元气颇强而能食者，用正柴胡饮；内热火盛而外邪未解者，用一柴胡饮；寒气盛者，用二柴胡饮；伤寒见风，身热兼嗽而中气不虚者，用柴陈煎等等。可见，其遣方用药具有一定的系统性和规律性。

2. 用掊热取汗法

凡外感发热，只要发汗则能退热，非必须以药物治疗。"外感发热弗药可愈"篇，介绍了掊热取汗治疗外感发热的简便方法：在患儿熟睡时，夏季用单被、冬季用棉被盖住头部但不能堵住鼻孔，以稍暖使其上下表里通透、全身微微汗出为度；若冬天衣被寒凉汗不易出，则轻搂患儿与大人赤体相贴，并以被单盖住其面，亦以通体微微汗出为度；若寒邪甚者，可发两三次微汗。根据子午流注理论，寅卯时辰气血流注肺与大肠经，故此法在寅卯时运用则汗易出而效尤速。由于"捂热取汗"法简便易行且取效迅速，所以至今在民间仍有沿用。

（三）分虚实论治内热证

"内热证"篇，介绍了"实热则宜疏下，虚热则宜调补"之正治从治方药。

1. 内实热宜正治

心热者，宜泻心汤、导赤散、安神丸；肝热者，泻青丸、柴胡饮子、龙胆汤；脾热者，泻黄散；肺热者，轻则泻白散、地骨皮散，重则凉膈散。肢体热，轻则惺惺散，重则人参羌活散；大便秘者，二黄犀角散、四顺清凉饮；余热不退者，地骨皮散；大小便血者，保阴煎；血热妄行者，清化饮；三焦火盛、上下热甚者，抽薪饮；小水热痛者，大分清饮；阳明内热，烦渴头痛，二便秘结者，玉泉散；阳明火盛，兼少阴水亏者，玉女煎。

2. 气阴虚假热宜反治

心脾肺气虚假热者，五君子煎、人参理中汤；五脏气血俱虚假热者，五福饮；肝肾真阴不足假热者，轻则六味地黄汤，甚则理阴煎；肝肾血虚假热者，大营煎、五物煎；肝肾阴虚，上热下寒，则阳无所附而格阳为热者，六味回阳饮或八味地黄汤；肝经血虚生风而热者，四物加天麻、钩藤钩。汗后血虚而热甚者，六神散加粳米；汗后气虚而恶寒发热者，补中益气汤；汗后阴虚，阳无所附而热者，四物汤加参、芪；汗后阳虚，阴无所附而热者，四君子加芎、归。久从温补而潮热不退，脉见滑大者，五福饮加地骨皮，或加知母。

凡婴儿诸热有因别证而作者，当从所重者而治之。若乳下婴儿，当兼治其母以调之。

三、柴胡系列方剂解析

柴胡系列方剂载于《景岳全书·新八阵方》之"散阵"篇，其中一柴胡饮、二柴胡饮、三柴胡饮、四柴胡饮、五柴胡饮、正柴胡饮（以下简称"柴胡饮"）六方和柴陈煎、柴芩煎、柴苓煎、柴胡白虎煎、柴葛煎（以下简称"柴胡煎"）五方均为治疗发热病证方剂，现将其组方原则和主治功效分析归纳如下。

（一）功效主治

柴胡系列方剂，均用于治疗表里俱病之发热。

六则"柴胡饮"中，正柴胡饮、一柴胡饮和二柴胡饮用于正气充实之外感发热。一柴胡饮为寒散剂，宜用于感受四时邪气，内热火盛而外邪未解之发热；二柴胡饮和正柴胡饮为温散剂，多用于元气强而外感风寒或疟疾初起而寒气盛之发热。三柴胡饮、四柴胡饮和五柴胡饮用于治疗气血不足之外感发热。其中，三柴胡饮从肝经血分论治，适宜于素禀阴分不足或肝经血少或病后感冒风寒之发热；四柴胡饮从肺经气分论治，适宜于元气不足或忍饥劳倦，正不胜邪之发热；五柴胡饮从脾胃论治，适宜于中气不足而外邪不散或伤寒、疟疾、痘疮之发热。

五则"柴胡煎"中，柴陈煎主治外有风寒、内有痰湿之咳嗽发热、痞满多痰者；柴芩煎用于治疗外有表邪、内有湿热之往来寒热者；柴苓煎用于治疗外有表证、内停水湿之发热身痛、发黄、小便不利、中寒泄泻者；柴胡白虎煎主治外有表邪、阳明温热伤阴之证；柴葛煎主治肺胃表里俱热之痘疹及瘟疫等证。

（二）组方分析

柴胡系列方，均以柴胡为君药清解表里热邪。

一柴胡饮，以小柴胡汤化裁而成，其中黄芩、芍药、生地黄为臣药清内热；二柴胡饮，由柴胡加小青龙汤演变而成，以半夏、细辛、厚朴为臣药辛温散寒；因"血为气母""气血互生"，故三柴胡饮取四物汤意，以芍药、当归（便溏易熟地黄）养血为臣药；四柴胡饮取八珍汤之主药当归、人参为臣双补气血；五柴胡饮则以当归、芍药、熟地黄、白术为臣药养血益气；正柴胡饮，则以防风、芍药为臣调和营卫。以上六则"柴胡饮"均以陈皮为佐药、甘草为使药；二、三、四、正柴胡饮均佐用生姜以散风寒；而三、四、五柴胡饮所用甘草均为炙甘草，又可佐助臣药以健脾益气。

五则"柴胡煎"中，柴陈煎取二陈汤之陈皮、半夏、茯苓为臣健脾燥湿化痰，以生姜为佐疏散风寒，以甘草为使调和诸药；柴芩煎以黄芩、栀子、泽泻、木通清热利湿退黄为臣药，以枳壳理气引药沟通表里为佐使；柴苓煎以五苓散之茯苓、白术健脾化湿，猪苓、泽泻淡渗利湿，共为臣药，肉桂温经散寒为佐并引经报使为使；柴胡白虎煎取白虎汤意，以黄芩清太阳表热、石膏清阳明里热共为臣药，麦冬养阴为佐，甘草清热并调和诸药为使；柴葛煎以升麻葛根汤黄芩、连翘、干葛清热解肌为臣药，芍药养血柔筋以为佐，甘草清热调和以为使。

以上十一方，选药精当，配伍合理，表里同治，气血共调，可见张景岳辨证论治之系统性、遣方用药之严谨性。

发热是儿科临床常见症状，其病因复杂、病证繁多，诊治关键在于审证求因、治病求本。发热患儿以冬春季外感热病居多，食积发热也不在少数。其中外感发热往往热势高，病初可单见发热而无其他症状，春夏季节多夜热昼凉、容易反复，热退后往往呼吸道症状凸显，如何处理反复发热成为儿科医生面临的难题。《景岳全书》对小儿发热的辨证要点明确、治疗特色明显，堪为后人借鉴。笔者曾以鲜铁皮石斛佐治小儿顽固性发热和反复应用解热镇痛药发汗导致气阴两虚、余热不清的患儿，取得满意疗效，可资参考。

第七节
冯兆张儿科临证经验

冯兆张（17~18世纪），字楚瞻，浙江海盐人，明末清初名医。13岁开始学医，从师访道十余年，曾六上京师，研究医学，行医于两浙，又寄燕京二十余年。冯氏学究温补，医术精湛，尤精儿科，声名鹊起，誉满燕地。他"行万里路，读万卷书"，经三十余载之探索，于康熙四十一年（1702）撰成医学丛书《冯氏锦囊秘录》。该书共50卷，内容涉及内、外、妇、儿、五官各科。《杂证大小合参》各卷记载儿科医论132篇（含通论8篇、儿科病证66篇、新生儿病证22篇、方脉合参28篇、要药8篇），其中"锦囊治疗方论""全真一气汤方按"和"冯氏诚求心法"3篇载有亲验病案22则，以加味八味丸、全真一气汤等温补方药治疗各种病证，得心应手，活人无数，从中可见冯氏辨证立法、遣方用药之独到经验。

一、治小儿难难在四诊

冯兆张认为，治小儿难，难在望闻问切四诊：一是，"一见生人，定声啼色变"，望、闻难；二是，"饥饱未知，痛痒莫晓，欲问其所苦，询其所由，莫得一二"，问诊难；三是，"脉气未全未固，嬉戏之余，脉因而动"，脉诊难。

二、注重正气尤重脾肾

冯氏继承薛己、赵献可等温补学派思想，重视人体正气作用，这一学术特点在《冯氏锦囊秘录》"锦囊治疗方论""全真一气汤方按""冯氏诚求心法"所载儿科病案之证治方药中可以得到印证。

（一）病证以正气不足居多

"锦囊治疗方论"篇记载儿科病案 14 则，其中由气血阴阳虚损所致病证就有 12 则，包括阴不敛阳痛证、脾肾气阴两虚疳证、脾肾阳虚水肿证、先天不足腿痛证、真寒假热证、肾虚骨迟喘证、心肾阴虚淋证各 1 则，阴阳两虚痘疹、亡阳惊风证各 2 则。"全真一气汤方按"篇记载儿科 5 则病案均由阴阳不足所致，包括壮热伤阴误为麻疹、阳虚不升麻疹不透、先天不足受惊致瘫各 1 则，阴阳两虚咳嗽 2 则。"冯氏诚求心法"篇记载阳气虚痘不出 2 则、阴亏误攻痘没惊厥 2 则，均为阴阳虚损病证。

（二）处方用药均以补益为主

主方加味八味丸由金匮肾气丸、五味子、牛膝组成，全真一气汤由熟地黄、制麦冬、鸡腿白术、牛膝、五味子、制附子、人参组成，均系补益脾肾阴阳常用中药。

（三）强调药物有赖正气发挥作用

"脾肾气阴两虚疳证"案强调治小儿疳积不可一味消导化积，指出："要知凡痞气所成，皆由气不能健运，以致痰食气滞聚而不散，亦非铁石物也。故古方消积药中，必兼参术扶正，使正气一旺，自能相佐药力以化滞于无事之中。譬如肿硬，气血一和，不由脓血而自散矣……即大黄、巴豆迅利之药，亦必仗中气以运行，人至气绝之后，灌以巴黄斤许，岂能通利一物？巴黄峻利之最者，无人气以运行，则虽入腹而犹置于纸木器中，安然不动。"因而运用金匮肾气丸加牛膝、麦冬、五味子作汤，与人参汤或生脉饮同服取效。冯氏"消补兼施"的立法观点，与钱乙和陈复正"补中带运"之消积古方钱氏异功散和枳术丸的遣方原则，实可共奏"补运同行以健脾"之效。

（四）重视后天而不执"纯阳"

指出"孩子每多因后天致病"（《杂症大小合参·凡例》），认为"小儿草头之露，水上之泡，用药不可不慎也。然小儿之病多因脾胃娇嫩，乳食伤积，痰火结滞而成。""脾胃壮实，则四体安康；脾胃虚弱，则百病蜂起。为幼科者，可不以调理脾胃为切要哉！"（《杂症大小合参》卷三《小儿受病总论》）然"今非太古，气禀即已浇漓，性成复难淳朴，男子不及二八，女子不及二七，便多情欲致疾者乎，焉可以纯阳例论执一为治！"（《杂症大小合参·凡例》）强调"脾胃为后天之本"，不可误伤而须重视调理；但又不可拘泥于男子十六、女子十四未破身为"纯阳"之体的成见，而不考虑先天肾之元阴元阳虚损。

三、遣方用药富有特色

（一）中药炮制有讲究

加味八味丸方大部分药物详细说明炮制方法。如：熟地黄煮烂、捣烂入药，白茯苓入乳拌透，山茱肉酒拌蒸，泽泻淡盐水拌，五味子蜜酒拌蒸，牛膝淡盐酒拌炒，肉桂取近里一层有油而滋润甜极者即入药，勿出气、不见火等等。

（二）方药服用有窍门

"阴不敛阳痫证"案，以自制加味八味丸"每早空心淡盐汤送服四钱，随后进服煎剂（滋阴壮水剂），使阳藏而阴以秘之也"。又以具有调补气血、养心清肺和肝功效的自制膏滋丸"下午食远，白汤化下一丸"。明确指出煎剂应"温和服于八味丸后。滋阴药最忌热服，热服则走阳分，不能养阴，太冷则直入肠中，又不能渗行经脉"。采用多方药、多剂型在不同时辰、饭前空腹温服，以达阴平阳秘、五脏调和的目的。

（三）善用引经药

"方脉喉病合参"篇讨论虚火上炎咽痛"宜人参一味浓煎，细细饮之"时提出"愚见人参必同童便、制附子同煎，温和食前顿服，则监制虚火下归乃愈。如单用人参细细饮之，恐浮火益炽，亦非稳当"。其中童便（即童子尿）味咸性寒，附子味咸性温，均入足少阴肾经，有引火归原的作用。又如："肾虚骨迟喘证"案与"久泻元气虚损"案，比较指出"可见用药引子亦不可忽，同一八味，一用生脉饮引至金木二脏而阴生，一用人参老米汤引至脾肾两家而阳生，奏功迥别"。由此，引经药在"上病下治""异病同治"中的作用可见一斑。

四、全真一气汤组方思路缜密

全真一气汤，由熟地黄、制麦冬、鸡腿白术、牛膝、五味子、制附子、人参组成。《杂症大小合参》卷二十之"全真一气汤方按"篇对其遣方意图作了详细说明，其要点如下。

（一）药性分析

地黄性重浊，重可坠下，浊可补阴，正取其重浊濡润下趋；与白术共剂，则燥者不能为燥，滞者不能为滞矣。白术得人参之力，多则宣通，少则壅滞，取其"塞因塞用"之理。附子随引异功，可阴可阳，可散可补。同补气药，可追失散之元阳；同养血药，可扶不足之真阴；引发散药，则逐在表之风邪；引温暖药，则祛在里之寒湿。附子理中，单为脾胃虚寒、中宫无阳而设。用此以使火降水土健运如常，精气一复，百邪外御，俾火生土、土生金，一气化源，全此一点真阴真阳，镇纳丹田，以为保生之计而已，即名之曰"全真一气汤"。

（二）功效分析

熟地黄、白术专补脾肾，乃先天后天，首以重之；但水土忌克，难成一家，故用炒麦冬和之，俾土生金、金生水、水生木，既相克所以相成，复相生所以相继；再入牛膝、五味子，则更得纳气藏源，澄清降浊；但诸药和缓，大功难建，虽调营卫，经络难通，更入乌附，既助药力复可行经，且使真阳能交于下，真阴自布于上，既济之象一得燥涸，偏枯之势自和；复入人参以驾驭药力，补助真元，火与元气势不两立，元气生而火自息矣。

此方阴阳具备，燥润合宜，祛邪扶正，达络通经。药虽七味，五脏均滋，保护森严，外邪难入，功专不泛，补速易臻。滋阴而不滞，补脾而不燥，清肺而不寒，壮火而不热，火降而心宁，荣养而肝润。

（三）因证酌量

燥涸则熟地黄倍之，肺热则麦冬多用，脾虚则白术重投，阳虚则附子多加，元气大虚则人参大进，气浮气散则牛膝、五味子略多，倘有假阳在上者去参用之。

（四）药物炮制要点及特殊用法

熟地黄，如大便不实焙干用，如阴虚甚者加倍用。制麦冬，去心，恐寒胃气，拌炒米炒黄色；肺虚脾弱者少减之。鸡腿白术，炒深黄色置地上一宿，出火气，不用土炒；如阴虚而脾不甚虚者，人乳拌透，晒干炒黄。水煎冲参汤服。人参，另煎冲入前药，随症任用，虚极者减量；如肺脉大，元气未虚者，仅用前药，不必冲参汤。以上六味，必先煎好，另煎人参，浓汁冲服，则参药虽和，而参力自倍，方能驾驭药力，克成大功；若入剂内同煎，则渗入群药，反增他药之长，而减人参自己之力。

（五）适应证及注意事项

冯氏以此方常治瘟疹阴分焦灼、热极烦躁、上喘下泻、上实下虚、上热下寒之证，投服即愈。此方诚滋阴降火之神剂，然假热一退真寒便生，切勿过剂反增虚寒滑泻之证。

（六）附子不热论

附子用作阴药为君，惟有回阴制火之力，不存在辛热强阳之性。所以称药引者，是引其火之下归。古云附子无干姜不热之意，由此可见。

五、典型病案分享

案一　心肾阴虚淋证案

少司农王老先生孙女，年十三岁，因小便不通甚危而延余治。时当初夏也，细问其故，二三岁间，乳母恐其溺尿，切切醒戒，由是梦寐之中，以出小便为紧务，刻刻在心。数年以来，日中七八次，夜中七八次，习以为常，渐有似淋非淋之象，年来益甚。伊外舅颇知医道，以导赤利水之药投之，初服少应，久则反剧，点滴不通，故延余治。诊其脉六脉洪数，久按无神，乃知梦寐惊忤，勉强小便，心肾久虚，又加常服利水之药，真阴益槁，五脏既涸，津液何生？虽有气化之至，徒增胀闷之端，余以八味汤加麦冬五味子，取秋气降、白露生之意也。每剂熟地黄重用二两，连进二剂，使重浊以滋五内之滋腴，为小便之张本。再进其渣，以探吐之，取其上窍既开，下窍自通，果连便数次而愈。不意失于调理，一月之后正当盛暑而其症复发，伊外祖悉以前进地黄汤二剂服之，其渣亦令探吐，岂期药后不惟不效，初止少腹胀闷欲绝，一吐之后连胸膈胀闷难堪矣。余曰：前者时当初暑，气伤未甚，况暴病未久，神气未衰，故所患者止五脏滋腴不足，即以补五脏滋腴之药，济之足矣。今时当盛夏，气伤已甚，况日夜胀闷不堪，睡卧饮食俱废，汗多心跳，精力甚疲，虽有滋水良药，苦无中气运行，岂能济乎？但六脉洪大而空，中枯极矣。二剂独补滋腴之本断不可少，然必继助中气以流动，则中焦气得升降，前药始能运行。乃令连服加减八味汤二剂，果上下胀闷益甚；乃以人参一两、附子三钱，浓煎一钟，温和服之，少顷，自胸次以至小腹辘辘有声，小便连行数次而愈。信乎，药不执方也！（《锦囊治疗方论》篇）

【赏析心悟】①情志致病，忧虑会耗伤心阴；久用利尿，可使肾之真阴枯槁。②药用八味汤加麦冬、五味子，取秋气降、白露生之意，使肺气降而心肾阴复；再进其渣以探吐，此"提壶揭盖"使上窍既开而下窍自通，故小便自利。③盛夏气阴耗伤加剧，加人参、附子益气坚阴，提示须因时、因证调整用药。

案二 先天不足受惊致瘫案

齐化门外张宅令郎，未满周岁，从低炕睡中坠落，幸无伤损，嘻笑如故，似无痛苦。但自后右手足瘫软不举，手不能握，足不能立，脉则洪大，久按无力。断为先天不足，复为睡中惊触，气血不周行所致。乃以熟地四钱、炒麦冬一钱五分、炒白术二钱四分、牛膝二钱、五味子四分、制附子五分，煎小半钟。另用人参二钱，煎浓汁二三分冲药，每早空心服之。张友见其参附，似有疑惧。余曰：……大人之虚，或由斫丧；小儿之虚，禀之先天，乃真虚也。况人之睡乃阳会于阴，元气凝聚于内，真阴长育于中，阴阳混合，造化潜孚，荣卫周行，百达和畅。正当其时，一伤惊触，行者遽止，盛者遽衰，清者不升，浊者不降，转运失常，机关不利，偏枯痿痹所自来矣……此方加减出入，亦水中补火之法。上内藏阳之义，为土金水一气化源之药也，幸无疑焉。张友大悟，照方投服六剂，而手足轻强，精神更倍。（《全真一气汤方按》篇）

【赏析心悟】①素体禀赋不足，加之睡时阳气会于阴、元气聚于内，受惊则气乱，气乱则血行不利，肌肉筋脉失养，故手足瘫软。②全真一气汤与人参汤同服，可补元气、滋五脏、润筋骨、通经络，使气血通畅，肌肉筋骨脉络得以滋养，则能四肢活动功能恢复。

综上所述，从《冯氏锦囊秘录》所载儿科病因病机制论和冯氏亲历病案证治经验，可见冯兆张尤其强调小儿脾肾阳气在疾病发生发展、预后转归和药效发挥中的重要作用，充分体现了冯氏"重视人体正气，首重阳气，强调化源，注重治病求本和扶正祛邪"的学术思想，堪称温补学术在儿科应用之典范。

第三章
仲景方之儿科应用

引言 《伤寒杂病论》是张仲景总结汉代以前医学成就，并结合自己学术思想和临床实践经验著成的我国第一部理法方药比较完善的辨证论治专书。1800 多年来，《伤寒杂病论》作为经典临床著作，其理论在指导世世代代医药工作者防病治病的同时也不断地得到丰富和完善。本章旨在结合《伤寒论》或《金匮要略》原文，对文献报道应用仲景方治疗各类证型小儿肺炎、哮喘、脾系病证及其并发症的脉证、病机、方药及其现代应用进行分析，进一步加深对经典理论与临床应用的理解，使理论与临床得以融会贯通，温故知新。

第一节
仲景方在小儿肺炎中的应用

本节对报道应用麻杏石甘汤、射干麻黄汤、小青龙汤、葶苈大枣泻肺汤、大承气汤、葛根芩连汤、竹叶石膏汤等仲景方加减治疗各类证型小儿肺炎及其并发症的经验进行总结。

一、痰热壅肺用麻杏石甘汤

罗小花总结江西省名中医、全国中医药学术经验继承工作指导老师傅淑清麻杏石甘汤加味（麻黄 0.8~2g，杏仁 4~6g，石膏 9~12g，甘草 2~3g。如高热、舌质红、苔薄白者，加金银花、连翘、牡丹皮；若舌红、少苔者，可加芦根；舌红苔黄、壮热咳喘、小便短赤、大便秘结、脉滑数、痰热壅盛者，加浙贝母、葶苈子之类；咳甚者，加款冬花；喘甚者，加桑白皮、紫苏子；痰多者，可加半夏、鱼腥草、射干、紫菀、僵蚕；纳差者，加神曲；睡眠不安者，加云苓）治疗小儿肺炎喘嗽43例。结果：痊愈31例，好转11例，未愈1例，总有效率97.7%。

【按语】《伤寒论》第63、162条曰："……汗出而喘，无大热者，可与麻黄杏仁（子）甘草石膏汤。"本证由痰热壅肺，肺气上逆所致。肺热蒸腾，迫津外出，故见汗出；邪热壅肺，肺失宣降，故见喘息；"无大热"，是指表无大热而热壅于里。尚可兼咳嗽、口渴、苔黄、脉数等症。方中麻黄配石膏清宣肺热而定喘，杏仁宣肺化痰，佐麻黄以增平喘之功，甘草缓中和急，调和诸药。全方寒温相配，共奏清宣肺热之功。凡鼻、鼻窦、气管、支气管、肺等呼吸系统疾病及皮肤病辨证属肺热者，均可应用本方加减治疗。

二、痰饮郁肺予射干麻黄汤

雷建华运用射干麻黄汤加味（射干6g，炙麻黄6g，炙紫菀9g，炙款冬花9g，五味子3g，细辛1g，姜半夏4.5g，甘草3g，杏仁6g，川贝母6g，生姜3片，大枣3枚）治疗小儿急性支气管肺炎156例，全部患儿均为发热已退，症见咳嗽、痰喘、哮鸣为主。一般患儿服药第一剂即有明显疗效，大部分患儿服药3剂治愈，最多者服药5剂治愈。总有效率98.72%。

【按语】《金匮要略》第6条："咳而上气，喉中水鸡声，射干麻黄汤主之。"本证由寒饮郁肺所致。寒饮郁肺，肺失宣肃，故气逆咳嗽；痰涎壅塞，气道不利，故痰鸣气喘。方中射干化痰散结，麻黄宣肺平喘，半夏、生姜、细辛温化寒饮，款冬花、紫菀温肺止咳，五味子收敛肺气，大枣安中扶正、调和诸药。全方共奏宣肺散寒、降逆化痰之功。本方对喘息性肺、支气管病变，凡以咳喘痰鸣、咯痰色白为主要表现者，均有较好疗效。

三、外寒内饮选小青龙汤

张芳玲等在西药常规化痰、平喘治疗基础上加用小青龙汤加减（麻黄3~5g，桂枝3~5g，细辛1~3g，干姜3~5g，甘草5~15g，白芍5~15g，五味子3~8g，制半夏2~5g）治疗喘憋性肺炎60例，疗程和疗效明显优于西药对照组。

【按语】小青龙汤载于《伤寒论》第40条："伤寒表不解，心下有水气，干呕、发热而咳，或渴，或利，或噎，或小便不利、少腹满，或喘者，小青龙汤主之。"方中麻黄配桂枝解表平喘，桂枝配芍药调和营卫，半夏降逆，甘草和中，干姜、细辛散寒温肾，五味子酸以敛肺。如此肺、脾、肾药配伍，是仲景治痰之要药。本方适用于外感风寒、内停水饮之咳喘症，用于小儿喘息性肺炎治疗，随症加减疗效确切。据现代研究，小青龙汤可以抗炎、解痉、抗过敏、提高机体免疫力。小儿喘憋性肺炎临床上除肺炎表现外，突出表现为频繁咳嗽，气喘伴阵发性憋气和呼气性呼吸困难。根据临床报道，本方常用于呼吸系统疾病、病毒感染性疾病，还可用于癫痫、青光眼等病。辨证要点为：咳嗽，喘息，痰多清稀，恶寒，苔白滑，脉浮紧或弦滑、细滑、弦细。

四、痰涎壅盛取葶苈大枣泻肺汤

谢梅华等以葶苈大枣泻肺汤（葶苈子、金银花各9g，大枣4枚，车前子、麻黄、射干各6g，地龙5g，鱼腥草10g。口唇发绀严重者加丹参6g，高热不退者加蝉蜕4g、生石膏9g，大便干结者加桑白皮9g、瓜蒌仁10g）为主治疗临床表现为咳嗽、喘憋、口唇发绀、鼻翼扇动、三凹征（＋）、肺部啰音等症状和体征的小儿病毒性肺炎46例，总有效率97.83%。

【按语】《金匮要略》第11条："肺痈，喘不得卧，葶苈大枣泻肺汤主之。"又15条："肺痈，胸满胀，一身面目浮肿，鼻塞清涕出，不闻酸臭辛，咳逆上气，喘鸣迫塞，葶苈大枣泻肺汤主之。"文中肺痈，当指痰涎壅塞肺脏。胸满胀、喘不得卧，是葶苈大枣泻肺汤主证，由邪犯于肺、肺气壅滞所致。方中主药葶苈子开泻肺气、清热利水，配以大枣甘温安中、缓和药性，临床多加减应用于喘息性支气管炎、渗出性胸膜炎、肺源性心脏病、风湿性心脏病等属实邪壅肺、气机阻滞之喘息不得平卧者。

五、上病下治拟大承气汤

刘传法拟大承气汤加味［大黄 6g，厚朴 10g，枳实 8g，芒硝（冲）5g，桑白皮 6g，葶苈子 6g，虎杖 10g，地龙 5g］，治疗一名 1 岁 7 个月大男性患儿，经青霉素等药输液及对症治疗 3 天未效，咳喘，鼻翼扇动，喉中痰鸣，惊惕不安，时有双目直视，腹胀恶心作呕，大便 3 日未行，两肺可闻及干湿啰音，体温 38.9℃，呼吸 47 次 / 分，白细胞计数 22×10⁹/L，胸部 X 线检查示：双肺有大小不等点片状阴影。证属风温犯肺，肺气膹郁，邪毒炽盛，结于肠道。服后约 1 小时解大量极臭大便，体温降到 37.4℃，喘促大减。后以麻杏石甘汤加减调治 8 天而愈。

【按语】《伤寒论》212 条："惕而不安，微喘直视……大承气汤主之。"第 208 条："腹满而喘，有潮热者，此外欲解，可攻里也。手足漐然汗出者，此大便已硬也，大承气汤主之。"肺与大肠相表里，腑实不通，痰热壅肺，非通腑而肺气不降，腑邪不祛而痰热难消，故以上两案均投大承气汤合葶苈大枣泻肺汤急下之，药切病机，一剂而危势大转，此即上病下治之法也。

六、咳喘下利宜葛根芩连汤

杨卫星治一男性 2 岁患儿，发热咳嗽 1 周，近 2 日热度增高，咳喘鼻扇，口干喜饮，自利黄水，溲黄赤，指纹青紫，苔灰黄而腻，中起芒刺，胸部 X 线检查提示两侧支气管肺炎。证系暑邪内蕴，热壅肺胃，治宜泄热祛暑，宣肺定喘。方拟葛根芩连汤合麻杏石甘汤〔葛根 10g，子芩 3g，川黄连 1.5g，麻黄 1g，生石膏 10g（先煎）、杏仁 2g，牡丹皮 5g，知母 6g，天花粉 8g，生地黄 6g，连翘 6g，人中黄 8g〕1 剂煎服，琥珀抱龙丸 1 粒化服。热度速减（38℃）咳喘明显减轻，鼻扇已除，大便日 3 次，质稠，苔灰黄，芒刺退，脉细数，仍守原方出入 5 剂而愈。

【按语】《伤寒论》第 34 条："太阳病，桂枝证，医反下之，利遂不止，脉促者，表未解也，喘而汗出者，葛根黄芩黄连汤主之。"对于本条脉证解释，后世各家多宗成无己之说，"桂枝证者，邪在表也。而医反下之，虚其肠胃，为热所乘，遂利不止……促为阳盛，虽下利而脉促者，知表未解也……喘而汗出者，即里热气逆所致，与葛根黄芩黄连汤散表邪、除里热"。可见下利、喘而汗出诸证均为热邪内陷阳明所致，脉促虽示表未解，但病变重点则在阳明，故仲景立葛根黄芩黄连汤并非专为下利而设，诚如喻昌云："用葛根，以专主阳明之表。加芩、连以清里热，则不治喘而喘止，不治利而利止，此又太阳、阳明两解表里之变法也。"

七、气阴两伤用竹叶石膏汤

朱俊宽等运用竹叶石膏汤加减（淡竹叶、生石膏先煎、麦冬、北沙参、太子参、姜半夏、甘草、白薇、鲜荷叶）治疗小儿肺炎后期，应用抗生素后体温虽降且咳喘也不明显，但听诊双肺仍可闻及干啰音或细湿啰音，临床表现精神萎靡、低热或午后发热、口渴引饮或渴不欲饮、纳呆或腹泻、腹胀等气阴两伤者 25 例。治疗 10 天后统计疗效，结果治愈 20 例，好转 3 例，总有效率 92%。

【按语】《伤寒论》第 397 条："伤寒解后，虚羸少气，气逆欲吐，竹叶石膏汤主之。"阐明竹叶石膏汤的应用时机是伤寒解后，余热未清，气阴两伤之时。

参考文献

[1] 罗小花. 麻杏石甘汤加味治疗小儿肺炎喘嗽 43 例 [J]. 中医文献杂志, 2008, 26（4）: 38-39.

[2] 雷建华. 射干麻黄汤加味治疗小儿急性支气管肺炎 156 例 [J]. 中医研究, 2007, 20（3）: 44.

[3] 张芳玲, 吴军, 许维忠. 中药小青龙汤加减治疗喘憋性肺炎 60 例临床观察 [J]. 中医儿科杂志, 2010; 6（4）: 20-21.

[4] 谢梅华, 吴虹. 葶苈大枣泻肺汤为主治疗小儿病毒性肺炎 [J]. 湖北中医杂志, 2003, 25（6）: 21.

[5] 刘传法. 应用大承气汤治疗重度小儿肺炎体会 [J]. 甘肃中医, 2003, 16（4）: 28.

[6] 杨卫星. 葛根芩连汤在儿科热病中的应用 [J]. 安徽中医临床杂志, 2001, 13（2）: 139-141.

[7] 朱俊宽, 熊伟. 竹叶石膏汤加减治疗小儿肺炎后期 25 例 [J]. 光明中医, 2010, 25（9）: 1628.

第二节
仲景方在小儿哮喘中的应用

本节选择性分析了报道应用小青龙汤、大青龙汤、小柴胡汤、射干麻黄汤、旋覆代赭汤、麻杏石甘汤、小陷胸汤合麻杏石甘汤、桂枝加厚朴杏子汤等仲景方加减治疗各类证型小儿哮喘的经验。

一、小青龙汤加减治外寒内饮哮喘

樊淡以小青龙汤加减（炙麻黄、细辛、炮附子 3g, 白芍、干姜、桂枝、五味子、半夏、苦杏仁各 6g，葶苈子、茯苓、黄芩、地龙 15g，生石膏 30g，鲜竹沥 20mL）内服，结合药饼（葶苈子、紫苏子、白芥子、炒莱菔子各等份，共研细末，每次 15g，同鲜葱白 5 根捣成泥状，加蜂蜜适量调匀，24 小时更换 1 次）外敷膻中穴，治疗肺寒型咳嗽变异性哮喘 36 例，7 天为 1 个疗程，连用 2 个疗程。结果显示，治疗组对咳嗽变异性哮喘患儿的临床症状改善情况明显优于对照组。王宇春等用小青龙汤加减（麻黄 5g，桂枝 3g，细辛 2g，干姜 3g，半夏 8g，五味子 5g，白芍 6g，生甘草 3g。随症加减，年龄大于或小于 6 岁酌情增减）治疗寒性哮喘患儿 28 例，结果疗效明显高于对照组。张涤以小青龙汤（炙麻黄 3~6g，桂枝 3~6g，白芍 6~9g，半夏 6~9g，干姜 3~6g，五味子 6g，细辛 0.5~1g，生甘草 3~6g。随症加减，每日 1 剂，水煎 2 次，早晚各服 1 次，7 天为 1 个疗程，连续治疗 2 个疗程）配合抗生素、氨茶碱静脉滴注治疗急性发作期小儿支气管哮喘 33 例，并与单纯应用西药组对照。结果两组有效率比较，联合用药组优于西药组，差异有统计意义，并发现调节 Th_1/Th_2 的平衡可能是小青龙汤治疗哮喘的重要作用机制之一。

【按语】《伤寒论》第 40 条曰："伤寒表不解，心下有水气，干呕发热而咳，或渴，或利，或噎，或小便不利、少腹满，或喘者，小青龙汤主之。"本方乃治疗外寒内饮之良方，方中麻黄平喘利水，得桂枝通阳化气宣散，其效益著；桂枝、白芍相伍，调和营卫；干姜、细辛辛开运化；半夏温化寒饮，降逆止呕；五味子酸收，敛肺止咳；炙甘草补中益气，调和诸药。全方辛温发散，温化水饮，共奏表里双解之功。凡寒饮咳喘，无论有无表寒，皆可用之。现代药理实验研究表明，本方既有抗过敏、抗胆碱能作用，又有直接松弛气管平滑肌的作用。张友堂等对小青龙汤古今医案 116 例的脉证分析研究表明，小青龙汤主要用于呼吸系统疾病，其中使用频率较高的前 5 类疾病为急慢性支气管炎、支气管哮喘、百日咳、肺源性心脏病、过敏性鼻炎，主症为咳而喘、恶寒发热、胸闷、痰多清稀，兼证为小便不利、干呕、少腹满、利、渴、噎，代表舌苔为舌质淡、苔白，代表脉象为滑、弦滑或滑数。

二、大青龙汤治外寒内热哮喘

程斌等以大青龙汤加味（大青龙汤加地龙、桔梗、瓜蒌壳、茯苓、防风、蝉蜕、黄芩）治疗支气管哮喘 60 例，并与喘咳宁片组 30 例对照。结果治疗组中医证候疗效、喘息症状疗效、哮鸣音疗效与对照组比较差异均无统计意义。说明大青龙汤治疗支气管哮喘疗效确切。

【按语】《伤寒论》第 38 条："太阳中风，脉浮紧，发热，恶寒，身疼痛，不汗出而烦躁者，大青龙汤主之。"大青龙汤为麻黄汤重用麻黄，加石膏、生姜、大枣而成，方以麻黄汤加生姜辛温发散以除表闭，石膏辛寒清里热以除烦躁，大枣甘温培中以资汗源。临床多用于外寒内热、表证较重之肺炎、支气管哮喘等疾病。研究表明，本方主要适用于流行性感冒等呼吸系统疾病，凡具有发热恶寒、无汗而喘、烦躁而渴、脉浮紧或数、舌红或淡红、苔薄白或黄为主要表现者，皆可应用。

三、小柴胡汤治肝火偏旺哮喘

梁辉等用小柴胡汤加减（柴胡、黄芩、法半夏、苦杏仁、薄荷、菊花、五味子、甘草，热象明显者加牡丹皮、栀子）治疗平素肺脾气虚、肝火偏盛而见咳嗽少痰或无痰，咳甚而咽痛，咽干，口苦，纳差，烦躁，夜睡不安，舌淡红或舌尖红、苔薄白或淡黄，脉弦细的小儿咳嗽变异性哮喘，取得较好疗效。

【按语】小柴胡汤为和解少阳之主方。方中柴胡苦平，气质轻清，能疏解少阳之郁滞；黄芩苦寒味重，能清胸腹蕴热以除烦满；生姜、半夏调理脾胃，降逆止呕；人参、炙甘草、大枣甘温益气和中，扶正祛邪。全方寒温并用，升降协调，有疏利三焦、调达上下、宣通内外、和畅气机的作用。关于加减治疗咳喘，《伤寒论》对本方就有"若咳者，去人参、大枣、生姜，加五味子半升、干姜二两"的记载。意为若咳者，乃肺寒而气逆，故加干姜以去里寒、五味子之酸以收逆气，去人参、大枣免生壅滞，去生姜是因其性走而不守，不利于温里寒。现代实验研究表明，本方具有抗炎、解痉、增强非特异性免疫功能和抑制变态反应等作用，尤其适用于平素肺脾气虚、肝火偏旺或兼感风热之邪者，其辨证要点在于咳嗽少痰或无痰。

四、射干麻黄汤治疗寒饮郁肺哮喘

曾莺用射干麻黄汤加减（射干 8g，炙麻黄 5g，细辛 3g，法半夏 6g，紫菀 8g，款冬花 8g，五味子 5g，生姜 4g，大枣 6g，干地龙 8g，蝉蜕 5g）治疗小儿咳嗽变异性哮喘 35 例，结果表明治疗组疗效明显优于西药对照组。张德生等研究表明，射干麻黄汤配合西替利嗪治疗小儿咳嗽变异性哮喘有明显的协同作用。陈志兴等研究加味射干麻黄汤对小儿咳嗽变异性哮喘外周血中细胞因子如肿瘤坏死因子（tumor necrosis factor，TNF）-α、白细胞介素（Interleukin，IL）-10、IL-13 等的影响，结果表明，加味射干麻黄汤（射干 6~9g，炙麻黄 3~6g，细辛 3g，地龙 6g，法半夏 6g，紫菀 9g，款冬花 9g，太子参 10g，黄芪 10g，每日 1 剂，水煎分 2 次服）可提高小儿咳嗽变异性哮喘的疗效，并可调节患儿血清 TNF-α、IL-10、IL-13 水平。

【按语】《金匮要略》第 6 条曰："咳而上气，喉中水鸡声，射干麻黄汤主之。"由于寒饮郁肺，肺气失宣，故咳嗽气喘；痰涎阻塞，气道不利，痰气相击，故喉中痰鸣似水鸡叫声。射干麻黄汤为寒饮郁肺之咳嗽上气而设，是治疗寒性哮喘发作的常用有效方剂。方中射干消痰开结，麻黄宣肺平喘，半夏、生姜、细辛温散寒饮，款冬花、紫菀温肺止咳，五味子收敛肺气，并制麻、辛、姜、夏之过散，大枣安中扶正，调和诸药。全方散中有收，开中有合，共奏止咳化痰、平喘散寒之功。本方广泛应用于以咳喘喉中痰鸣、咳痰色白为主要特征之支气管哮喘、喘息性支气管炎、支气管肺炎等疾病的治疗。

五、旋覆代赭汤治疗肺燥气逆哮喘

祝冬灿本着抑木清金的原则，采用旋覆代赭汤加减［旋覆花 10g（包煎），代赭石 24g（先煎），黛蛤散 12g（包煎），海浮石 15g，苦杏仁 10g，南沙参 10g，天花粉 10g，桔梗 5g，射干 6g，川贝母 5g，生甘草 5g，咳甚者加炙马兜铃 3g、天竺子 10g，多汗加瘪桃干 20g、五味子 10g，便干者加全瓜蒌 15g，生大黄 10g，小儿用量酌减］治疗咳嗽变异性哮喘 86 例，结果治疗组有效率明显优于对照组，说明旋覆代赭汤治疗咳嗽变异性哮喘疗效确切。以旋覆代赭汤加减重镇降气，清润豁痰，避免了激素长期吸入产生的不良反应。

【按语】旋覆代赭汤载于《伤寒论》第 161 条，原文曰："伤寒发汗，若吐若下，解后心下痞硬，噫气不除者，旋覆代赭汤主之。"临床多用本方治疗胃气虚弱、气逆不降或肝胃不和、肝气犯胃、妊娠恶阻等所致的嗳气或呃逆，也用于因脾胃虚弱生痰、痰阻肺气不降而致的咳嗽气急。本方旋覆花消痰下气，软坚散结；代赭石重镇降逆，配生姜、半夏和胃化饮而消痞；合人参、甘草、大枣补益脾胃。全方具有和胃化痰、重镇降逆、安定中焦之功效。

六、麻杏石甘汤治肺热壅盛哮喘

王惠娟运用中西医结合方法（酌情使用抗生素、激素、解痉平喘西药的同时，加用麻杏石甘汤加味：炙麻黄 5g，杏仁 6g，生石膏 12g，金银花 10g，连翘 6g，前胡 6g，黄芩 5g，鱼腥草 12g，瓜蒌 6g，川贝母 6g，甘草 3g，根据月龄及体质量酌情加减剂量）治疗以发热、咳嗽气喘、气短、喉中哮鸣、甚则张口抬肩、不能平卧为主要临床表现的小儿哮喘 30 例，结果表明中西医结合治疗小儿哮喘的远期效果明显优于单纯西药常规治疗组。黄平用芍药甘草汤合麻杏石甘汤加味（芍药、黄芩、制半夏、麻黄、杏仁、生石膏、桑白皮、茯苓、百部、炒鸡内金、前胡、甘草）治疗小儿热性哮喘，屡治屡效。

【按语】《伤寒论》第63条："发汗后，不可更行桂枝汤，汗出而喘，无大热者，可与麻黄杏仁甘草石膏汤。"第162条："下后不可更行桂枝汤，若汗出而喘，无大热者，可与麻黄杏子甘草石膏汤。"此言误用汗下，而致邪热内传，肺热壅盛。肺热蒸腾，迫津外泄，故见汗出；邪热壅肺，气不宣泄，故喘息。"无大热"是指表无大热而热壅于里，并非热势不甚。本方麻黄配石膏清宣肺热而定喘，且石膏用量倍于麻黄使宣肺平喘而不温燥，清泄肺热而不凉滞；杏仁宣降肺气，协同麻黄以增平喘之功；甘草缓急和中，调和诸药。本方应用范围甚广，除用于治疗哮喘外，还可用于急性支气管炎、小儿痉挛性咳嗽、毛细支气管炎、老年性慢性支气管炎、肺炎等肺热病证。

七、小陷胸汤合麻杏石甘汤治痰热互结哮喘

董幼祺治8岁女孩，该患儿从4岁起哮喘反复发作，现发作1个月，经醋酸泼尼松、氨茶碱、青霉素治疗，哮喘未平。诊见喘促痰鸣，脘腹胀闷，咳痰不爽，咽红，纳差，大便干结，小便短少，舌红、苔黄腻，脉滑数。证属痰热互结，肺气失宣。投小陷胸汤合麻杏石甘汤加减（麻黄、甘草各3g，川黄连2g，杏仁、射干各6g，石膏20g，瓜蒌仁、姜半夏、葶苈子、地龙各10g），5剂后症状十衰八九，再拟原方增损，继服5剂，以资巩固。

小陷胸汤载于《伤寒论》，方用黄连苦寒以清泄心下之热，半夏辛温以化痰蠲饮而散结，瓜蒌仁甘寒滑润、清热涤痰而开结，三药配伍，辛开苦降，共奏清热化痰散结之功。由于本方药性平和，清热化痰散结疗效可靠，故临床运用十分广泛。董幼祺将其与清宣肺热之常用方剂麻杏石甘汤合用，不失为治疗痰热互结、肺气失宣之哮喘的最佳组合。

八、桂枝加厚朴杏子汤治营卫不和哮喘

郑宏报道郑启仲运用桂枝加厚朴杏子汤（桂枝 6g，炒白芍 6g，厚朴 3g，杏仁 3g，白术 6g，茯苓 6g，炙甘草 3g，生姜 2 片，大枣 2 枚）治 7 岁男患儿，该患儿 2 岁时因受凉而发哮喘，后每遇冷即发哮喘已 4 年余。经西药解痉平喘、中药多方治疗终未能愈。此次发病已 3 天，症见呼吸喘促，喉中痰鸣，畏寒怕冷，时自汗出，大便稀，小便清，舌淡苔白，脉浮，体温 37.2℃。证属营卫不和，肺气不利，治以调和营卫，降逆平喘。3 剂，诸证悉平。为防复发，拟善后之方调理 4 个月停药观察，随访 3 年未复发。

【按语】《伤寒论》第 18 条："喘家，作桂枝汤，加厚朴杏子佳。"第 43 条载："太阳病，下之微喘者，表未解故也，桂枝加厚朴杏子汤。"第 18 条论素有肺寒咳喘宿疾，因外感风寒而诱发；第 43 条论太阳表证，因误下而风寒内袭于肺。两者成因不同，而病机同为风寒表证而兼肺寒气逆，故同用一方，此异病同治是也。桂枝加厚朴杏子汤系桂枝汤加厚朴杏仁而成，桂枝汤解肌祛风、调和营卫，加厚朴苦辛温以消痰除满、下气降逆，杏仁苦温以宣肺化痰、止咳平喘，实为素有咳喘而兼外感之良方。现代临床主要用本方治疗急、慢性支气管炎，支气管哮喘及病毒性肺炎等临床表现以营卫不和、气血失调或痰饮阻滞为病机者。

参考文献

[1] 樊淡. 小青龙汤为主治疗小儿咳嗽变异性哮喘 36 例总结 [J]. 湖南中医杂志，2006，22（1）：16-17.

[2] 王宇春，李小宁. 小青龙汤加减治疗发作期小儿寒性哮喘的临床观察 [J]. 上海中医药杂志，2001，35（6）：28-29.

[3] 张涤. 小青龙汤治疗小儿支气管哮喘急性发作期疗效观察 [J]. 中国

中医药信息杂志, 2005, 12 (4): 74–75.

[4] 张友堂, 京叶. 小青龙汤的脉证研究 [J]. 中医药学报, 2011, 39 (5): 52.

[5] 程斌, 李朝敏. 大青龙汤加味治疗支气管哮喘的临床观察 [J]. 内蒙古中医药, 2009, 28 (4): 2–3.

[6] 梅国强. 伤寒论讲义 [M]. 2 版. 长沙: 湖南科学技术出版社, 2007: 48.

[7] 梁辉, 黄玉洁, 宋国维. 古方治疗小儿过敏性咳嗽的体会 [J]. 新中医, 2000, 32 (5): 57.

[8] 曾莺. 射干麻黄汤加减治疗小儿咳嗽变异性哮喘 35 例 [J]. 实用医学杂志, 2003, 19 (7): 806–807.

[9] 张德生, 胡国华, 张冬卿. 射干麻黄汤配合西替利嗪治疗小儿咳嗽变异性哮喘疗效观察 [J]. 儿科药学杂志, 2005, 11 (2): 57–58.

[10] 陈志兴, 胡国华. 加味射干麻黄汤对小儿咳嗽变异性哮喘细胞因子的影响 [J]. 中国中西医结合杂志, 2010, 30 (2): 208–209.

[11] 祝冬灿. 旋覆代赭汤治疗咳嗽变异性哮喘 86 例临床观察 [J]. 中医药临床杂志, 2007, 19 (1): 34.

[12] 王惠娟. 中西医结合治疗小儿哮喘 30 例疗效观察 [J]. 河南中医, 2008, 28 (8): 72.

[13] 黄平. 芍药甘草汤合麻杏石甘汤治疗小儿哮喘 [J]. 浙江中医杂志, 2000, 35 (6): 249.

[14] 董幼祺. 经方联用治疗儿科疾病举隅 [J]. 浙江中医杂志, 2000, 35 (7): 302.

[15] 郑宏. 郑启仲运用经方治疗小儿肺系疾病验案举隅 [J]. 辽宁中医杂志, 2007, 34 (4): 511.

第三节
仲景方在小儿脾系病证中的应用

本节总结了报道用于治疗相应证型的鹅口疮、口疮、脘腹胀痛、厌食、呕吐、泄泻等 6 种脾系病证的大黄甘草汤、白虎汤、桂枝汤、小柴胡汤、四逆散、小建中汤、理中汤、竹叶石膏汤、小半夏加茯苓汤、半夏泻心汤、五苓散和小陷胸汤等仲景方 12 首。

一、大黄甘草汤治心脾积热型鹅口疮

刘兴旺等用大黄甘草汤加味（大黄、甘草各 3g，黄连 1g，白芍 5g）口服，并用冰硼散擦口腔，治一生后 15 天的早产儿心脾积热型鹅口疮，用药 6 天后，鹅口疮消退。

【按语】大黄甘草汤由大黄、甘草组成，乃张仲景为治疗胃肠实热呕吐而设。《金匮要略》第 17 条曰："食已即吐者，大黄甘草汤主之。"刘兴旺等以此加味治疗不吮乳、胎黄、鹅口疮、脐疮、新生儿肺炎等新生儿疾病凡属胃肠实热证者，均获满意疗效。本案胎热内盛、蕴积心脾所致鹅口疮，用大黄甘草汤加黄连、白芍治疗。其中大黄性味苦寒，有荡积滞、泻火热、消痈肿、祛瘀血、推陈出新之功；甘草性味甘平，为解诸毒、缓挛急之要药；黄连泻火解毒，尤善清心经实火；白芍补脾阴而潜肝阳。全方共奏清泻心脾积热之功。

二、口疮

（一）白虎汤治热蕴脾胃型口疮

虞盟鹦等以白虎汤加导赤散［生石膏 30g（先煎），知母 9g，生甘草 3g，陈粳米 30g（包煎），川黄连 2.4g，生地黄 6g，木通 3g，淡竹叶 6g，金银花、连翘各 9g，青黛 6g（包煎）]主治因外感热邪，热蕴脾胃，上熏于口舌所致口腔溃疡患儿，3 剂热退疡敛。加减续服 3 剂而愈。

【按语】《伤寒论》第 176 条："伤寒，脉浮滑，此以表有热，里有寒，白虎汤主之。"又第 219 条："三阳合病，腹满身重，难以转侧，口不仁，面垢，谵语遗尿，发汗则谵语。下之则额上生汗，手足逆冷。若自汗出者，白虎汤主之。"由此可见，白虎汤主治阳明病表里俱热或三阳合病偏重阳明者，为辛寒清热的代表方剂。本例为脾胃蕴热，热邪熏蒸于口舌所致，以白虎汤加导赤散主治，药症相符，故见效明显。此外，本方还可用于治疗牙宣、唇炎等属脾胃实热之脾系病证。

（二）桂枝汤治气阴两虚型口疮

徐铁华治一 13 岁女患儿，患儿哮喘 6 年，近 1 年来口腔黏膜反复出现散在溃疡，疼痛不甚，伴恶风、自汗，每于学习紧张、睡眠不足时加剧，面色㿠白，溃疡中间凹陷，色淡黄，周边淡红，咽部微红，舌质淡红，边有齿印，苔薄白，脉细缓。予桂枝 6g，赤芍、白芍、大枣各 12g，生黄芪 15g，炒白术、生地黄、川牛膝各 10g，防风 5g，磁石 20g，生姜 3g，炙甘草 6g。5 剂，水煎服。另用吴茱萸粉 10g 调醋，每晚敷双侧涌泉穴。复诊时口疮已大部分愈合，守方再进 7 剂，诸症悉平。

【按语】《伤寒论》第 12、13、15、24、42、44、45、53、54、57、95 条分别论述桂枝汤证，桂枝汤原治太阳中风表虚证，现代引申用于治疗呼吸系统、循环系统、神经系统、内分泌系统等具有营卫不调表现的许多病证。现代药理研究表明，本方具有调节免疫系统功能及内分泌代谢、解热镇痛、抗过敏、改善血液循环等诸多药理效应。本案哮喘日久以致气阴两虚，一派营卫不调表现，桂枝汤具调和营卫之功，故能见效明显。

三、脘腹胀痛

（一）小柴胡汤治肝气犯胃型胃脘痛

赵春玲治一10岁女孩，患儿反复胃脘胀痛1年余，行胃肠钡餐检查提示为反流性食管炎。就诊时胃脘胀痛，嗳气，呕吐，口干纳呆，胸胁不适，头晕，舌质淡，苔黄厚，脉弦细。此脾虚肝郁，予小柴胡汤加减：党参、白芍各15g，柴胡8g，枳壳、栀子各12g，竹茹、黄芩、延胡索各10g，法半夏、大枣各6g，生姜2片，甘草3g，连服6剂后，胃脘痛完全消失，无呕吐，饮食增加。继上方7剂后痊愈。

【**按语**】《伤寒论》第96、97、99、100、229、230、266条和《金匮要略》第15条均记载小柴胡汤证，其中《伤寒论》第266条曰："本太阳病不解，转入少阳者，胁下硬满，干呕不能食，往来寒热，尚未吐下，脉沉紧者，与小柴胡汤。"又第100条载："伤寒，阳脉涩，阴脉弦，法当腹中急痛，先与小建中汤，不瘥者，小柴胡汤主之。"本例患儿因饮食不节，伤及脾胃，再遇情志所伤，肝气郁结，表现为脾虚肝郁，故用小柴胡汤合小建中汤疏肝健脾，以利升降出入，脾胃调和而病愈。

（二）四逆散治肝郁脾虚型腹胀

周志忠治一1个月男婴，患儿出生1周后即见肚腹胀气，证属土虚木克，气机阻滞，中州不运。予四逆散加味：柴胡、枳壳、炒莱菔子各6g，白芍9g，炙甘草3g。2剂后矢气频作，大便量多黏稠，上方加陈皮、白术各6g，续服4剂而愈。

【**按语**】本案乃肝失条达，气机郁滞，肝脾不和所致。四逆散是疏肝解郁之祖方，方中柴胡疏肝解郁，调畅气机，透达郁阳；枳实行气散结；芍药柔肝敛阴，调和肝脾；甘草和中缓急，四药合用以调肝和脾，使肝脾和而枢机运，不消胀则胀自消。《伤寒论》第318条论曰："少阴病，四逆，其人或咳，或悸，或小便不利，或腹中痛，或泄利下重者，四逆散主之。"论中虽以"少阴病"开头，实则为肝郁脾虚而设，从其药物组成可得佐证。

（三）小建中汤或合理中汤治中焦虚寒腹痛

徐震等以小建中汤加减治疗因中焦虚寒，脾阳不振，脏腑失于温养，脉络凝滞所致的小儿肠痉挛 19 例，总有效率 89.5%。基本方：桂枝 5~9g，芍药 10~18g，饴糖 30g，炙甘草 6~10g，大枣 4 枚，生姜 5~10g。加减法：神疲乏力，加黄芪、党参；食欲减退，加神曲、麦芽；便溏，去大枣加莲子肉、山药；呕吐，加吴茱萸。

姚梦华用小建中汤合理中汤加减（川桂枝 6g，炒白芍 8g，炒当归、大枣、广木香各 6g，炒党参、焦冬术各 8g，淡干姜 3g，紫苏梗、制香附各 6g，清炙甘草各 3g）治一 7 岁患儿阵发性脐周腹痛反复发作年余，间歇半个月或 1 个月发作 1 次，加减治疗 2 个月，腹痛好转，半年未发。

【按语】张仲景论小建中汤证，有《伤寒论》第 100、102 条，《金匮要略》第 13、18、22 条，其中有"腹中痛"表现者就有 3 条。而理中汤为治太阴虚寒证主方（《伤寒论》第 386 条）。二方均可治疗脾虚营弱之证。小建中汤重用饴糖温中补虚，和里缓急；桂枝温阳散寒；芍药养血和阴；辛温之生姜与甘温之炙甘草、大枣，既可加强温里补虚，又可调和脾胃。诸药配合，平调阴阳，温养中气，使脏腑得以温养，脉络气血流畅腹痛乃愈。理中汤以辛温之干姜为君，温中焦脾胃而祛里寒；人参大补元气，为臣药；白术健脾燥湿，炙甘草益气和中，并为佐使之用。四药合用，中焦之寒得辛热而去，中焦之虚得甘温而复，清阳升而浊阴降，运化健而中焦治，故曰"理中"。现代药理研究表明，小建中汤具有镇痛、抗炎、抗溃疡、抗惊厥等作用；理中汤具有调节肾上腺皮质功能的作用，可提高免疫力。临床还可用于治疗胃及十二指肠溃疡、胃下垂、胃弛缓、胃肠痉挛、慢性肝炎、习惯性便秘、消化不良、小儿吐泻、复发性口腔溃疡等辨证属脾胃阳虚之脾系病证。

（四）小建中汤合四逆散愈脾虚肝郁型脘腹胀痛

董幼祺治一7岁女孩，患儿脘腹胀痛年余，入夏因嗜食生冷而使症状加重，证属中虚寒滞，肝气不疏。投小建中汤合四逆散加减：桂枝、炙甘草各3g，炒白芍、柴胡、枳壳、延胡索各6g，制香附10g，饴糖30g，生姜2片，大枣3枚。5剂后胀痛减轻，再以上方加佛手5g，又进7剂，脘腹胀痛悉平。

【按语】小建中汤和四逆散，其方药及原文脉证分析已如上述。小儿脘腹胀痛，多为虚中夹实。一般辨证多重小儿"脾常不足"而忽略"肝常有余"之特点，独用建中汤辈而收效不大。董幼祺先生从丁甘仁医案腹痛篇"中气虚弱，寒滞为痛……治用小建中汤合小柴胡，为奇之不去则偶之之意"得到启示，用小建中汤合四逆散治疗而建奇功，堪为我等借鉴。

四、厌食症

（一）竹叶石膏汤治热病津伤之厌食

楚华对感受温邪或感寒入里化热，经治疗热退后，胃津受损气失所养，不能受纳水谷而出现厌食的患儿，治以竹叶石膏汤加减：生石膏12~30g，蒲公英、连翘、炒谷芽各9~12g，竹叶、麦冬、白芍、生地黄各6~9g，山楂、乌梅3~6g，水煎服。每日1剂。咳嗽甚者加桑白皮、地骨皮各6~12g；咽痛明显者加桔梗6~9g、板蓝根6~15g，大便干者加杏仁、枳壳各3~9g。治疗效果明显。

（二）桂枝汤治脾胃不和之厌食

徐铁华治一5岁男孩，患儿厌食半年余，常感脘腹疼痛，须臾复常，神怯易感。辨证为脾胃不和，营虚卫弱。治宜调和脾胃。药用：桂枝3g，白术、白芍各6g，生姜5g，陈皮3g，谷芽、麦芽各10g，生石斛、焦山楂各6g，炙甘草3g，大枣10g。5剂后纳食明显增加，口唇红润。惟仍时有腹痛，前方加槟榔、广木香、蜂蜜等调治半月余，诸症悉平，精神活泼。

（三）四逆散治肝脾不调之厌食

高志林治一 2 岁男孩，患儿不欲饮食，脘腹疼痛，夜啼，大便不爽，舌淡微青，苔薄微腻，脉沉有力。辨证属肝脾不和，治则拟疏肝理脾。方用：柴胡 3g，炒白芍 6g，枳壳 3g，麦芽 5g，白豆蔻 2g，炙甘草 3g。日 1 剂，水煎，少量频服，3 剂后，纳食稍增，上方又服 3 剂，诸症消失。

（四）小柴胡汤治肝经郁热之厌食

高志林治一 4 岁半女孩，患儿每因感冒后出现食纳不香，时有恶心，口苦咽干，大便干结，舌微红，苔薄白，脉弦有力。辨证为肝经郁热，脾胃失和。治拟清肝、理脾、和胃。方用：柴胡 6g，黄芩 5g，半夏 6g，沙参 9g，焦麦芽、焦神曲、焦山楂各 6g，炙甘草 3g。3 剂，水煎服，日 1 剂，分 3 次服，食纳有增，大便正常，又服 2 剂，食纳正常，遂予玉屏风散调理善后。

小儿"脾常不足"，而导致小儿脾虚的原因很多，因此小儿厌食证的病因病机也就比较复杂，本文收集的案例就有热病伤津、脾胃不和、肝脾不调、肝经郁热 4 种，均可运用相应的经方治疗。其中竹叶石膏汤乃张仲景为热病后余热未清、气阴两伤者而设（见《伤寒论》第 397 条），小儿外感热病热退而厌食者极为常见，该方竹叶、石膏清解余热，人参、甘草益气生津，麦冬、粳米滋养胃阴，半夏和胃降逆。全方共奏清热生津和胃之功而使胃气复、胃纳苏。桂枝汤调和营卫，四逆散疏肝理脾，小柴胡汤和解少阳而清肝经郁热，仲景立方之意已如以上病证论述，大凡病机相似则选方可一，此乃异病同治之理。

五、呕吐

（一）小半夏加茯苓汤治溢乳

王范武用具有蠲饮利水、和胃止呕作用的小半夏加茯苓汤治疗一 2 个半月女婴，患儿出生后母乳喂养，经常溢乳 2 月余，加剧 1 周，每于喂乳后即吐出所食大部分，吐后再喂，食后又吐，日达 10 余次。形体略胖，精神不振，舌淡红苔白润，指纹略淡。B 超等检查排除器质性病变。证属胃失和降，胃气上逆。处方：半夏 6g，生姜 2 片，茯苓 6g，柿蒂 5g。水煎服，2 剂。服药 1 剂后，呕吐即明显减轻，每日仅少量溢乳 2~3 次，服 2 剂后即未见呕吐，以后未见复发。

（二）大黄甘草汤治食积呕吐

王范武以大黄甘草汤治疗一 7 岁女孩，患儿因进食较多后觉腹部不适，第二天开始呕吐，不欲进食，食入即吐，饮水后亦吐。觉全身乏力，胃脘部疼痛，无发热、恶寒、流涕等外感症状，大便未行，小便正常。舌红，苔薄黄、干而少津，脉数，上腹部有压痛。治拟通腑泄热、降逆止呕，处方：大黄 6g，甘草 3g。1 剂，水煎服。当日下午服药半剂，药后即未见呕吐，且胃脘部疼痛大减，至晚腹泻 1 次。睡前又服半剂，次晨复大便 1 次后，腹痛缓解，精神好转，纳食增加，未再见呕吐。查舌红，苔薄白，脉弦。腑气已通，胃热得减，予藿连保和丸，清热消食导滞善后。

【按语】小半夏汤主治"诸呕吐，谷不得下者"（《金匮要略》第 12 条）系饮停于胃所致呕吐，在《金匮要略》中《痰饮咳嗽病脉证并治》及《呕吐哕下利病脉证治》两篇亦有论述。方中半夏散饮降逆，生姜和胃止呕，二药相须为用，为治疗呕吐之祖方。观该溢乳患儿，呕吐近日加剧，且舌苔白润，则内有停水可知，故又加茯苓利水，而成小半夏加茯苓汤，治疗"卒呕吐，心下痞，膈间有水"（《金匮要略》第 30 条）而加强止呕作用。因呕吐较甚，故又加柿蒂以降胃逆。食积呕吐案，证候表现和病机与《金匮要略》第 17 条所述"食已即吐者，大黄甘草汤主之"十分吻合，故以大黄甘草汤通腑泻热、降逆止呕奏效。

六、泄泻

（一）半夏泻心汤加味分治小儿各型腹泻

张芝等根据小儿生理病理特点，认为治疗小儿腹泻必须注重平调肠胃之寒热，兼以补益和中。以辛开苦降、补脾和中之加味半夏泻心汤：半夏、干姜、炙甘草、人参 3g，黄连 1g，黄芩 2g，大枣 3 枚。脾阳虚，加附子 2g（先煎）；发热呕吐，加竹茹 3g。此为 1 周岁患儿剂量。治疗湿热、脾虚、虚寒 3 型小儿泄泻 500 例，总有效率 95.2%。

【按语】《金匮要略》第 10 条谓："呕而肠鸣，心下痞者，半夏泻心汤主之。"半夏泻心汤，主治胃、兼治肠，方中半夏、干姜、附子温中止泻，降逆止呕；黄连、黄芩苦降清热燥湿；人参、炙甘草、大枣益气健脾。全方合用辛开苦降，补脾和中，可使中焦得和，升降复常，故能取得满意的疗效。

（二）小柴胡汤治脾虚肝热型顽固性腹泻

赵春玲诊治一 1 岁 2 个月男婴，患儿反复泄泻 3 个月余，食后即泻，每天 10 多次，伴时有呕吐，面色青黄，夜睡不宁，睡中惊叫、夜啼，舌质淡，舌尖红，苔薄，指纹青紫。诊断为小儿泄泻（脾虚肝热型）。予小柴胡汤加减：柴胡、黄芩、法半夏、苍术、党参 6g，生姜 2 片，大枣、木香（后下）、藿香（后下）各 3g，葛根、山楂炭各 10g，白术 8g，炙甘草 3g，服药 4 剂后，患儿大便呈糊状，呕吐止，余症减，继以上方去法半夏、生姜，加钩藤等调理，诸症痊愈。

【按语】本案以张仲景小柴胡汤为主，疏肝透邪，和解少阳；柴胡、葛根升清阳之气；木香、藿香、苍术、白术化湿健脾；山楂炭消食祛腐收涩。诸药合用，阳气受鼓舞，脾胃得健，肝得疏泄，湿邪尽去，泄泻自止。

（三）五苓散合理中丸治疗小儿脾虚和脾肾阳虚型迁延性腹泻

蔡秋生等用五苓散合理中丸（桂枝、白术、茯苓、干姜、党参、炙甘草），治疗小儿脾虚和脾肾阳虚型迁延性腹泻26例，结果总有效率分别为96.2%和95.5%。

【按语】《伤寒论》第386条："霍乱，头痛发热，身体疼；热多欲饮水者，五苓散主之；寒多不用水者，理中丸主之。"五苓散化气利水，健脾祛湿，其中茯苓、猪苓、泽泻通利小便而实大便，桂枝通阳化气，白术健脾燥湿。而理中丸（汤）中，干姜温中祛寒，恢复脾阳，党参补气健脾，振奋脾胃功能，白术健脾燥湿，炙甘草和中补脾，缓急止痛，乃温中祛寒、补气健脾之剂。故五苓散与理中丸合方，具有益气健脾、通阳祛湿、温振脾肾、分利二便之功效，用于治疗小儿迁延性腹泻疗效可靠。

（四）小陷胸汤治疗泄泻患儿止泻太过所致中焦气滞证

王维澎治一9岁男孩，患儿因过食瓜果、冷饮而致腹泻，经某医院拟诊为急性肠炎、脱水、电解质紊乱，予液体疗法、抗菌止泻剂治疗2日后，泄泻止，但因止泻太过，而致肠胃积滞未清，湿热留连，中焦气滞。患儿表现为不思饮食，干呕呃逆，胃胀满不舒，小腹不适，大便3日不行。用小陷胸汤加味：全瓜蒌30g，黄连10g，半夏6g，炒莱菔子15g，焦三仙30g。服1剂后大便四五次，酱褐色，恶臭。继服2剂后病愈。

【按语】《伤寒论》第138条曰："小陷胸病，正在心下，按之则痛，脉浮滑者，小陷胸汤主之。"肠炎腹泻，止泻收敛太过，使积滞留于肠胃，则脾胃升降失司，中焦不运，气滞不行。小陷胸汤清热降气，开结行滞，用于治疗肠炎、痢疾过早收敛而致的余邪未清，中焦气滞诸证，有很好的疗效。现代药理研究证明，本方具有抗炎、解热、利胆、镇咳祛痰、和胃止呕、扩张冠状动脉、降低血脂、抗急性心肌缺血及通便的作用。

参考文献

［1］刘兴旺，王磊．大黄甘草汤治疗新生儿疾病［J］．浙江中医杂志，2000（2）：84.

［2］虞盟鹦，王蕾．白虎汤加减在小儿口腔疾病中的应用［J］．上海中医药杂志，2000（2）：40.

［3］徐铁华．桂枝汤加味治疗儿科杂病验案3则［J］．山西中医，2000，16（3）：42.

［4］赵春玲．小柴胡汤在儿科的临床应用［J］．陕西中医，2000，21（8）：371.

［5］周志忠．四逆散儿科应用举隅［J］．浙江中医杂志，2000（10）：443.

［6］徐震．小建中汤治疗小儿肠痉挛19例［J］．陕西中医，2001，22（5）：291.

［7］姚梦华．桂枝汤及其类方治疗儿科疾病体会［J］．浙江中西医结合杂志，2007，17（6）：368.

［8］董幼祺．经方联用治疗儿科疾病举隅［J］．浙江中医杂志，2000（7）：302.

［9］楚华．中医辨治小儿烧退后厌食症［J］．四川中医，2000，18（1）：40.

［10］崔爱军．高志林经方治疗小儿厌食症验案举隅［J］．甘肃中医，2000（5）：14.

［11］王范武．经方小儿验案2则［J］．河北中医，2005，27（11）：880.

［12］张芝，刘朝曦．半夏泻心汤加味治疗小儿泻泄500例［J］．陕西中医，2001，22（5）：284.

［13］蔡秋生，何美娜，叶彩霞．经方治疗小儿迁延性腹泻26例临床观察［J］．中医儿科杂志，2013，9（5）：28-30.

第四节
体会

将临床经验总结升华为理论，再用理论去指导临床实践，又通过不断应用去丰富理论，这是医学得以发展的必要途径。"看杂志"与"读经典"相结合非常重要。经方的临床应用之所以有效，是因为有理论基础。有些论文援引了经典原文，通过学习让我们了解其所以然；有些论文没有说明经典的理论依据，通过查阅原文可以使我们知其所以然，同时也加深了对原文的理解。

经方有许多，一方可以治多病，一病可以用多方。一病用多方是我们中医"同病异治"的优势所在，其关键在于同一种病有不同的病因与病机。如本文所综述的小儿哮喘由于证型有外寒内饮、外寒内热、肝火偏旺、寒饮郁肺、肺燥气逆、肺热壅盛、痰热互结、营卫不和的不同，所以可以应用小青龙汤、大青龙汤、小柴胡汤、射干麻黄汤、旋覆代赭汤、麻杏石甘汤、小陷胸汤、桂枝加厚朴杏子汤等不同的经方，故在临床运用时，关键要准确地把握病机、辨证论治。

无论是经方还是杂志报道的验方，医者都需要灵活地掌握与运用，切不可生搬硬套。中医的特色和优势在于个性化治疗，同一张经方或验方用于不同的人应有针对性地进行加减。

第四章
儿科相关基础理论评述

引言　脾胃为后天之本，小儿脾病常见；又南方卑湿之地，小儿温病多发。故研习《脾胃论》和温病学，对更好解决儿科问题大有裨益。

第一节
历代医家对温病病因和发病的认识

纵观历代中医文献，大凡外感病中除风寒以外的急性热病均属温病范畴。清代吴鞠通《温病条辨》言："温病者，有风温、有温热、有温疫、有温毒、有暑温、有湿温、有秋燥、有冬温、有温疟。"诸多医家对温病的病因及发病规律的认识颇为丰富，本节总结了历代医家对温病伏邪与新感病因以及受邪途径、客邪部位、传变途径和传变特点等发病机制的认识。

一、对温病病因的认识

温病的病因为外感温邪。然外感温邪致病又有伏邪、新感之别，诸家论述各有道理。

（一）伏邪病因说

1. 伏寒化温说

《素问·生气通天论》称："冬伤于寒，春必病温。"认为冬感寒邪，当时未发而内伏，至春则内伏之寒邪化热而发为温病，即为春温。又，晋代王叔和云："寒邪郁而化热。"华岫云注《温热论》："邪从口鼻而入，故曰上受。但春温冬时伏寒，藏于少阴，遇春时而发，非必上受也。"所言同理。

2. 六淫伏邪说

刘吉人云："感六淫而不即病，过后而发者，总谓之伏邪。"盖六淫之邪均可内伏于里，过后而发，而非独寒邪也。有俞根初《通俗伤寒论》言："夏伤于暑，被湿所遏而蕴伏，至深秋霜降及立冬前后，为外寒搏动而触发。"又有吴鞠通《温病条辨》说："长夏受暑，过夏而发者，名曰伏暑。"皆指"暑邪"内伏。

3. 阴虚内热说

《内经》云："冬不藏精，春必病温。"王季儒在《温病刍言》中说："阴虚内热，就是温病的伏邪。"冬不藏精则阴虚，阴虚则内热。热伏于里，至春而发为温病，亦即春温。

（二）新感病因说

1. 温邪病因说

叶天士《温热论》："温邪上受，首先犯肺，逆传心包。"开门见山地指出温邪为温病的致病原因。此处所言温邪当指风热、暑热、湿热、燥热之类。

2. 时行之气说

王叔和谓："凡时行者，春时应暖而反大寒，夏时应大热而反大凉，秋时应凉而反大热，冬时应寒而反大温，非其时而有其气，是以一岁之宫，长幼之病，多相似者，此时行之气，指以为疫。"说明非时之气而致温病的特点。

3. 温毒病邪说

黄星垣提出温病是"毒寓于邪""毒随邪入""热由毒生""变由毒起"。余师愚《疫疹一得》提出"热毒斑疹，火毒为之"。可见温毒病邪在温病致病中的重要作用。

4. 疫疠病邪说

吴有性在《瘟疫论·原病》中在不完全赞同王叔和所说"时行之气"致温病的观点后，提出："疫者，感天地之疠气。在岁运有多寡，在方隅有轻重，在四时有盛衰。此气之来，无老少强弱，触之即病。""邪之所着，有天受，有传染，所感虽殊，其病则一。"开创了我国传染病学传统病因学的先河。

二、对温病发病的认识

（一）受邪途径说

1. 口鼻受邪说

叶天士《温热论》说："温邪上受，首先犯肺，逆传心包。""上受"言自口鼻而受也。吴有性《温疫论·原病》亦谓温病"邪自口鼻而入"。因"口鼻之气，通乎天气"，鼻气通于肺，口气通于胃，故外界病邪每易通过口鼻而侵袭人体。

2. 皮毛受邪说

清代周学海认为：按"伤寒从毛窍而入，温病从口鼻而入"二语，也莫不奉为定案矣。其实二者亦皆互有，而总以从毛窍入者为多。南人中焦湿热素盛，一感温病即表里合一，遂似全从口鼻而入，亦不察之甚也。若果尽从口鼻而入，何以治法中有汗法乎？

（二）客邪部位说

1. 邪在肺胃说

叶天士认为"首先犯肺"。"再论三焦不得从外解，必致成里结，里结于何？在阳明胃与肠也。"由于鼻气通于肺，所以从呼吸经口鼻而侵入人体的病邪，其病多在上焦手太阴肺，如风温、秋燥、冬温即是邪犯肺卫；而口气通于胃，口和胃是人体摄纳饮食的重要器官，故邪从口入者大多饮食不洁，致邪毒随其侵入人体。正如王孟英在《温病条辨》按语所云："胃为藏污纳垢之所，湿温、疫毒病起于中者有之。"丁甘仁《喉痧证治概要》"咽喉为肺胃之门户"一句，亦指出温病烂喉痧实为温疫之邪客于肺胃而外发于咽喉之表现。

2.邪在募原说

吴有性《温疫论·原病》言："邪自口鼻而入，则其所客，内不在脏腑，外不在经络，舍于伏脊之内，去表不远，附近于胃，乃表里之分界，是为半表半里。"即《素问·疟论》所谓"横连募原者也"，如湿温之邪伏募原。

3.邪在中焦说

王孟英云："暑邪挟湿者亦犯中焦。"杨栗山谓："以中焦（道）为枢纽。"如湿温之湿困中焦或湿热中阻即是。

（三）传变途径说

温病传变有顺传有逆传。叶天士《温热论》言其"逆传心包"。王孟英："若伏气温病，自里出表，乃从血分，而后达气分。"及注《温热论》曰："是由上焦气分，以及中下二焦者为顺传。惟包络上居膻中，邪不外解，又不下行，易于袭人，是以内陷营分者为逆传也。"所论甚是具体。

而吴有性《温疫论·原病》曰："疫邪与疟仿佛，但疟不内传，惟疫乃传胃……至于伏邪发作，方有变证。其迹或从外解，或从内陷，从外解者顺，从内陷者逆。更入表里先后不同，有先表而后里者，有先里而后表者，有但表而不里者，有但里而不表者，有表里偏胜者，有表里分传者，有表而再表者，有里而再里者。"所言更是全面。

（四）传变特点说

叶天士《温热论》："温邪则热变最速。"说明温邪致病具有发病迅速、变化多端的特点。

综上所述，历代医家对温病病因及发病规律的研究，使温病学的理论体系更臻完善，在指导后世医者正确分析温病病因病机方面发挥了作用。

第二节
《脾胃论·脾胃胜衰论》探析

《脾胃论》是金元四大家李东垣的代表作，撰于宋淳祐九年（1249），全书共3卷，其中卷上《脾胃胜衰论》篇幅最长，比较全面地论述了脾胃胜衰的病因、病机、症状、治法及其与五脏、阴阳气血津液的关系，是《脾胃论》脾胃学说的精髓所在，为后世医家对脾胃病的诊断和治疗起到了非常重要的指导作用。

一、脾胃功能强弱与食欲、肥瘦的关系

"胃中元气盛，则能食而不伤，过食而不饥。"此言胃的受纳功能强，则食欲旺盛，即使饮食过多，亦不致消化不良；反之，即使不能及时进食，也不致饥饿而伤胃。

"脾胃俱旺，则能食而肥；脾胃俱虚，则不能食而瘦。"即脾胃功能强，则食欲旺盛而形体强壮；反之，若脾胃功能虚弱，则食欲不振而形体瘦弱。

"或少食而肥，虽肥而四肢不举，盖脾实而邪气盛也。"言有食欲不振，进食少而形体肥胖，但四肢乏力者，是因脾气虚弱而痰湿中阻。

"又有善食而瘦者，胃伏火邪于气分则能食，脾虚则肌肉削，即食亦也。"又有食欲旺盛而形体消瘦者，是因胃有火邪伏于气分则能食，即消谷善饥；脾虚不能运化吸收则肌肉缺乏营养而消瘦，即《素问·气厥论》："大肠移热于胃，善食而瘦，谓之食亦。"

二、以经言"五行生克乘侮"理论解析心、肝、肺、肾与脾胃病的关系

"经云：至而不至，是为不及，所胜妄行，所生受病，所不胜乘之也。"

（一）至而不至，心与小肠来乘脾胃

主要症状："脾胃脉中见浮大而弦，其病或烦躁闷乱，或四肢发热，或口干舌干咽干。"

证候分析："盖心主火，小肠主热，火热来乘土位，乃湿热相合，故烦躁闷乱也。四肢者，脾胃也，火乘之，故四肢发热也。饮食不节，劳役所伤，以致脾胃虚弱，乃血所生病，主口中津液不行，故口干咽干也。"

治疗方法："经云：虚则补其母。当于心与小肠中以补脾胃之根蒂者。甘温之药为之主，以苦寒之药为之使，以酸味为之臣佐。以其心苦缓，急食酸以收之。心火旺则肺金受邪，金虚则以酸补之，次以甘温及甘寒之剂，于脾胃中泻心火之亢盛，是治其本也。"

（二）所胜妄行，脾胃先受之的证机

"所胜妄行者，言心火旺能令母实。母者，肝木也，肝木旺则挟火势，无所畏惧而妄行也，故脾胃先受之。"

湿热相搏，则体重疼痛。"或身体沉重，走痓疼痛。盖湿热相搏，而风热郁而不得伸，附着于有形也。"

风热下陷，则多怒。"或多怒者，风热下陷于地中也。"

血虚，则目生内障。"或目病而生内障者，脾裹血，胃主血，心主脉，脉者血之腑也。或云心主血，又云肝主血，肝之窍开于目也。"

肝木火盛，则神志错乱。"或妄见妄闻，起妄心，夜梦亡人，四肢满闭，转筋，皆肝木火盛而为邪也。"

风热郁遏，则生痿痹厥疮。"或生痿，或生痹，或生厥，或中风，或生恶疮，或作肾痿，或为上热下寒，为邪不一，皆风热不得升长，而木火遏于有形中也。"

（三）所生受病，肺受土火木之邪的证机

"所生受病者，言肺受土火木之邪，而清肃之气伤。"

阳道不行，则胸满短气。"或胸满少气短气者，肺主诸气，五脏之气皆不足，而阳道不行也。"

湿热乘肺，则咳嗽寒热。"或咳嗽寒热者，湿热乘其内也。"

（四）所不胜乘之，水乘木之妄行而反来侮土的证机

"所不胜乘之者，水乘木之妄行而反来侮土，故肾入心为汗，入肝为泣，入脾为涎，入肺为痰。为嗽、为涕、为嚏，为水出鼻也。"

"一说，下元土盛克水，致督、任、冲三脉盛，火旺煎熬，令水沸腾，而乘脾肺，故痰涎唾出于口也。下行为阴汗，为外肾冷，为足不任身，为脚下隐痛。或水附木势而上为眼涩，为眵，为冷泪，此皆由肺金之虚而寡于畏也。"

（五）脾胃不足，则九窍不通的机制

"夫脾胃不足，皆为血病，是阳气不足，阴气有余，故九窍不通。"

"诸阳气根于阴血中，阴血受火邪则阴盛，阴盛则上乘阳分，而阳道不行，无生发升腾之气也。"

"夫阳气走空窍者也，阴气附形质者也，如阴气附于土，阳气升于天，则各安其分也。"

（六）遣方宗旨

"今所立方中，有辛甘温药者，非独用也；复有甘苦大寒之剂，亦非独用也。以火、酒二制为之使，引苦甘寒药至顶，而复入于肾肝之下，此

所谓升降浮沉之道，自偶而奇，奇而至偶者也。（阳分奇，阴分偶。）"

"泻阴火以诸风药，升发阳气以滋肝胆之用，是令阳气生，上出于阴分，末用辛甘温药接其升药，使大发散于阳分，而令走九窍也。"

三、胃与心、肝、肺在升发阳气中的作用

以《素问·经脉别论》言，证胃、心、肝、肺在饮食物转化、输布中的作用。"经云：食入于胃，散精于肝，淫气于筋。食入于胃，浊气归心，淫精于脉，脉气流经，经气归于肺，肺朝百脉，输精于皮毛，毛脉合精，行气于腑。"

进一步说明饮食物转化、输布过程也就是阳气的升浮过程。"且饮食入胃，先行阳道，而阳气升浮也。浮者，阳气散满皮毛；升者，充塞头顶，则九窍通利也。"

饮食伤胃，升发之气不行，则九窍不利而昏冒欲睡。"若饮食不节，损其胃气，不能克化，散于肝，归于心，溢于肺，食入则昏冒欲睡，得卧则食在一边，气暂得舒，是知升发之气不行者此也。""经云：饮入于胃，游溢精气，上输于脾，脾气散精，上归于肺。病人饮入胃，遽觉至脐下，便欲小便，由精气不输于脾，不归于肺，则心火上攻，使口燥咽干，是阴气大盛，其理甚易知也。况脾胃病则当脐有动气，按之牢若痛，有是者乃脾胃虚，无是则非也，亦可作明辨矣。"

四、脾胃在气血津液升发输布中的作用

"夫饮食入胃，阳气上行，津液与气，入于心，贯于肺，充实皮毛，散于百脉。脾禀气于胃，而灌溉四旁，营养气血者也。"

五、胃病与脾病的病因、症状及相互影响

（一）胃病的病因、症状及对脾的影响

病因："夫食不节则胃病"，饮食不节，受纳失司，可引发胃病。

症状："胃病则气短精神少而生大热，有时而显火上行，独燎其面。"

胃病对脾的影响："胃既病，则脾无所禀受，脾为死阴，不主时也，故亦从而病焉。"胃病，则水谷无以受纳，脾之运化无物，故亦随之而病。

（二）脾病的病因、症状及对胃的影响

病因："形体劳役则脾病"，过劳其形，是脾病的病因之一。

症状："脾病则怠惰嗜卧，四肢不收，大便泄泻。"

脾病对胃的影响："脾既病，则其胃不能独行津液，故亦从而病焉。"即使胃强而能受纳水谷，但因脾虚而不能为胃行其津液，则胃亦病。

可见，脾胃互为表里，健则互健，病则互病，相辅相成。

六、脾胃病主要脉证及其治法

（一）主要脉证及其治法

"夫胃病其脉缓，脾病其脉迟，且其人当脐有动气，按之牢若痛；若火乘土位，其脉洪缓，更有身热心中不便之证。此阳气衰弱，不能生发，不当于五脏中用药法治之，当从《脏气法时论》中升降浮沉补泻法用药耳。"提出胃病与脾病的主要脉证，并确定治疗当以升降浮沉补泻为法。

"如脉缓，病怠惰嗜卧，四肢不收，或大便泄泻，此湿胜，从平胃散。"脾胃不和，脾虚湿盛，湿困阳气，故神情怠惰嗜卧，四肢沉重，大便泄泻，以平胃散健脾胜湿。

"若脉弦，气弱自汗，四肢发热，或大便泄泻，或皮毛枯槁，发脱落，从黄芪建中汤。"肝脾不和，脾气虚弱，运化失职，气血不足，故乏力、

自汗、大便泄泻、皮毛枯槁，毛发脱落；脾主四肢，气虚发热，脾气虚则四肢发热。治以黄芪建中汤健脾气、敛肝阴、和肝脾。

"脉虚而血弱，于四物汤中摘一味或二味，以本显证中加之。"血虚者，加补血药。

"或真气虚弱，及气短脉弱，从四君子汤。"纯属脾气虚，用四君子汤。

"或渴，或小便闭涩，赤黄多少，从五苓散去桂，摘一二味加正药中。"脾虚膀胱气化不利，加健脾渗湿药。

（二）其他随证加减法

"假令表虚自汗，春夏，加黄芪；秋冬，加桂。"

"如腹中急缩，或脉弦，加防风，急甚加甘草。腹中窄狭，或气短者，亦加之。腹满气不转者，勿加。虽气不转，而脾胃中气不和者，勿去，但加厚朴以破滞气，然亦不可多用，于甘草五分中加一分可也。腹中夯闷，此非腹胀，乃散而不收，可加芍药收之。"

"如肺气短促，或不足者，加人参、白芍药。中焦用白芍药，则脾中升阳，使肝胆之邪不敢犯也。腹中窄狭及缩急者，去之，及诸酸涩药亦不可用。"

"腹中痛者，加甘草、白芍药。稼穑作甘，甘者己也；曲直作酸，酸者甲也。甲己化土，此仲景妙法也。腹痛兼发热，加黄芩；恶寒或腹中觉寒，加桂。"

"怠惰嗜卧，有湿，胃虚不能食，或沉困，或泄泻，加苍术；自汗，加白术。"

"小便不利，加茯苓，渴亦加之。"

"气弱者，加白茯苓、人参；气盛者，加赤茯苓、缩砂仁；气复不能转运，有热者，微加黄连，心烦乱亦加之。"

"小便少者，加猪苓、泽泻；汗多津液竭于上，勿加之。是津液还入胃中，欲自行也。不渴而小便闭塞不通，加炒黄柏、知母。"

"小便涩者，加炒滑石；小便淋涩者，加泽泻。且五苓散治渴而小便不利，无恶寒者，不得用桂。"

"不渴而小便自利，妄见妄闻，乃瘀血证，用炒黄柏、知母，以除肾中燥热。"

"窍不利而淋，加泽泻、炒滑石。只治窍不利者，六一散中加木通亦可。心脏热者，用钱氏方中导赤散。"

"中满或但腹胀者，加厚朴；气不顺，加橘皮；气滞，加青皮一、橘皮三。"

"气短小便利者，四君子汤中去茯苓，加黄芪以补之；如腹中气不转者，更加甘草一半。"

"腹中刺痛，或周身刺痛者，或里急者，腹中不宽快是也；或虚坐而大便不得者，皆血虚也，血虚则里急；或血气虚弱而目睛痛者，皆加当归身。"

"头痛者，加川芎；苦头痛，加细辛，此少阴头痛也。"

"发脱落及脐下痛，加熟地黄。"

七、五行生克乘侮致脾胃病的证治

（一）至而不至

火不生土，脾胃不足。"脾胃不足，是火不能生土，而反抗拒，此至而不至，是为不及也。白术（君），人参（臣），甘草（佐），芍药（佐），黄连（使），黄芪（臣），桑白皮（佐）。诸风药皆是风能胜湿也，及诸甘温药亦可。"

心火亢盛，火乘土位。"心火亢盛，乘于脾胃之位，亦至而不至，是为不及也。黄连（君），黄柏（臣），生地（臣），芍药（佐），石膏（佐），知母（佐），黄芩（佐），甘草（佐）。"

（二）所不胜妄行，脾胃受病

"肝木妄行，胸胁痛，口苦舌干，往来寒热而呕，多怒，四肢满闭，淋溲便难，转筋，腹中急痛，此所不胜乘之也。羌活（佐），防风（臣），升麻（使），柴胡（君），独活（佐），芍药（臣），甘草（臣），白术（佐），茯苓（佐），猪苓、泽泻（佐），肉桂（臣），藁本、川芎、细辛、蔓荆子、白芷、石膏、黄柏（佐），知母、滑石。"

（三）脾胃虚弱，所生受病

"肺金受邪，由脾胃虚弱，不能生肺，乃所生受病也。故咳嗽气短、气上，皮毛不能御寒，精神少而渴，情惨惨而不乐，皆阳气不足，阴气有余，是体有余而用不足也。人参（君），白术（佐），白芍药（佐），橘皮（臣），青皮（以破滞气），黄芪（臣），桂枝（佐），桔梗（引用），桑白皮（佐），甘草（诸酸之药皆可），木香（佐），槟榔、五味子（佐，此三味除客气）。"

（四）所胜妄行，水来侮土

"肾水反来侮土，所胜者妄行也。作涎及清涕，唾多，溺多，而恶寒者是也。土火复之，及三脉为邪，则足不任身，足下痛，不能践地，骨之无力，喜睡，两丸冷，腹阴阴而痛，妄闻妄见，腰脊背胛皆痛。干姜（君），白术（臣），苍术（佐），附子（佐炮，少许），肉桂（佐去皮，少许），川乌头（臣），茯苓（佐），泽泻（使），猪苓（佐）。"

八、脾胃受病后阴阳气病的机制和治疗、禁忌

（一）脾胃受病后阴阳气病的机制

"今饮食损胃，劳倦伤脾，脾胃虚则火邪乘之，而生大热，当先于心分补脾之源，盖土生于火，兼于脾胃中泻火之亢甚，是先治其标，后治其

本也。且湿热相合，阳气日以虚，阳气虚则不能上升，而脾胃之气下流，并于肾肝，是有秋冬而无春夏。春主升，夏主浮，在人则肝心应之。弱则阴气盛，故阳气不得经营。"

（二）脾胃阳气病的治疗

"经云：阳本根于阴，惟泻阴中之火，味薄风药，升发以伸阳气，则阴气不病，阳气生矣。"究其《内外伤辨惑论》所载升阳益胃汤，即本于此而组方。方中六君子助阳益胃，为补脾胃之上药。加黄芪，以补肺而固；芍药，以敛阴而调荣；羌活、独活、防风、柴胡，以除湿痹而升清阳；茯苓、泽泻，以泻湿热而降浊阴；少佐黄连，以退阴火。补中有散，发中有收，使气足阳升，则正旺而邪服。

（四）脾胃阳气病的治疗禁忌

"四气调神大论云：天明则日月不明，邪害空窍，阳气者闭塞，地气者冒明，云雾不精，则上应白露不下，在人则缘胃虚，以火乘之。脾为劳倦所伤，劳则气耗，而心火炽动，血脉沸腾，则血病，而阳气不治，阴火乃独炎上，而走空窍，以燎于周身，反用热药以燥脾胃，则谬之谬也。"此言血虚，阴火上炎，不可用燥热药。

九、脾胃病兼他脏病证治

"胃为十二经之海，十二经皆禀血气，滋养于身，脾受胃之禀，行其血气也。脾胃既虚，十二经之邪，不一而出。假令不能食而肌肉削，乃本病也。其右关脉缓而弱，本脉也。"

（一）肝之脾胃病证治

"而本部证脉中兼见弦脉，或见四肢满闭，淋溲便难，转筋一二证，此肝之脾胃病也。当于本经药中，加风药以泻之。"

（二）心之脾胃病证治

"本部本证脉中兼见脉洪大，或见肌热、烦热、面赤而不能食、肌肉消一二证，此心之脾胃病也。当于本经药中，加泻心火药。"

（三）肺之脾胃病证治

"本部本证脉中兼见浮涩，或见气短、气上、喘咳、痰盛、皮涩一二证，此肺之脾胃病也。当于本经药中，兼泻肺之体及补气之药。"

（四）肾之脾胃病证治

"本部本证脉中兼见沉细，或见善恐欠之证，此肾之脾胃病也。当于本经药中，加泻肾水之浮及泻阴火浮炽之药。"

十、长夏之时脾胃病立方

"假如时在长夏，于长夏之令中立方，谓正当主气衰而客气旺之时也，后之处方者，当从此法，加时令药，名曰补脾泻阴火升阳汤。柴胡一两五钱，甘草（炙）、黄芪（臣）、苍术（泔浸，去黑皮，切作片子，日曝干，锉碎，炒）、羌活，以上各一两，升麻八钱，人参（臣）、黄芩，以上各七钱，黄连（去须，酒制，五钱，炒，为臣为佐），石膏少许（长夏微用，过时去之，从权）。"

综上所述，李东垣的《脾胃胜衰论》从脾胃的生理作用及其胜衰与他脏的相互关系、主要脉证和兼证及其治法，全面论述了脾胃内伤学说、脾胃病辨证用药法则及其处理常规，是《脾胃论》脾胃学说的精髓所在，对后世医家对脾胃病的诊断和治疗起到了非常重要的指导作用。

第二篇 临床观察研究

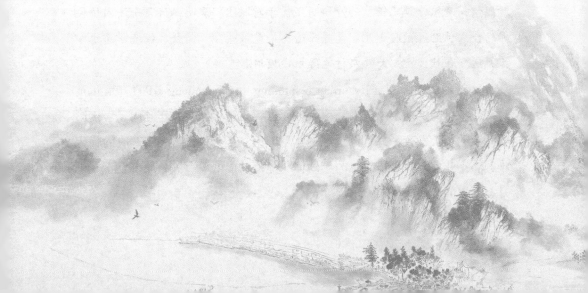

第一章
外感病证治

第一节
三伏天手法穴位按摩结合穴位贴敷
预防小儿反复呼吸道感染

引言　本文为浙江省中医药科技计划治未病项目（2007WB024）"三伏天手法穴位按摩结合穴位贴敷预防小儿反复呼吸道感染的研究"的课题技术总结。该研究把158例反复呼吸道感染患儿分两组：治疗组79例，采用手法穴位按摩每日1次，持续按摩15天后改为隔日1次，再按摩15次；同时结合穴位贴敷每周1次，共3次。对照组79例，采用加味玉屏风散每日2次，每次3克，隔日连服3个半月。结果显示，两种方法都能明显提高免疫球蛋白IgA、IgG和血清Fe、Zn含量，其中对提高IgA和血清Fe含量无明显差异，对提高IgG和血清Zn含量治疗组疗效明显优于对照组；两组疗效比较，治疗组明显优于对照组。表明三伏天手法穴位按摩结合穴位贴敷预防小儿反复呼吸道感染效果明显，简便、经济、易于掌握，适宜在社区及广大的农村地区推广应用。

反复呼吸道感染（Recurrent respiration traet infection，RRTI）是儿童时期最常见的疾病，不仅发病率高，而且存在常年反复发作倾向，直接影响儿童的生长发育，并且严重影响儿童健康，是儿科医生急于解决的临床难题。小儿反复呼吸道感染与年幼体弱免疫功能低下有关，故多发于6个月至6岁的儿童。

一、临床资料

2007 年三伏天收治 158 例门诊患儿，根据区组随机分组方法确定治疗组和对照组。其中治疗组 79 例，男 45 例，女 34 例；年龄最小 2 岁，最大 11 岁 2 个月；病程最短 1 年，最长 3 年。对照组 79 例，男 41 例，女 38 例；年龄最小 2 岁 3 个月，最大 10 岁；病程最短 1 年半，最长 3 年。诊断依据 1987 年成都全国儿科会议制定的《反复呼吸道感染的诊治标准》。两组在性别、年龄、病程、病情轻重程度、治疗前血清免疫球蛋白及血清 Fe、Zn 含量等方面，无明显差异，具有可比性。且排除了急性传染病后确诊。

二、治疗方法

（一）治疗组

手法穴位按摩每日 1 次，持续按摩 15 天后，改为隔日 1 次，再按摩 15 次。同时结合穴位贴敷每周 1 次，共 3 次。

1. 手法穴位按摩的选穴、操作方法

（1）揉肺俞，点揉 50~100 次。

（2）揉风门，揉 20~30 次。

（3）揉掌小横纹，揉 100~300 次。

（4）推肺经，推 100~300 次。

（5）久病体虚，先天不足者加补肾经，小指末节螺纹面向指尖方向直推 100~300 次。

2. 穴位贴敷的选穴、选药

（1）选穴肺俞、心俞、膈俞、大椎，偏阳亢体质去大椎穴。

（2）选药肉桂、白芥子、甘遂、延胡索、细辛、白芷、沉香共研粉，生姜汁调和。每次贴敷时间为 20~90 分钟。

（二）对照组

采用北京友谊医院儿科方鹤松等报道的加味玉屏风散，具体处方：生黄芪 9g，白术 6g，防风 3g，陈皮 6g，山药 9g，生牡蛎 9g。上药共研细面，每日 2 次，每次 3g，隔日服。连服 3 个半月。

复感儿防治期间，若发生急性呼吸道感染，两组均分别给予抗生素、退热药等对症处理，待症状控制后即停药，继续实施防治疗程。

三、疗效判定

（一）疗效判定方法

疗效判定方法参照文献拟定。

（1）显效：上呼吸道感染＜ 3 次 / 年，无下呼吸道感染。

（2）有效：未能达到小儿反复呼吸道感染的诊断标准。

（3）无效：达到或超过小儿反复呼吸道感染的诊断标准。

两组患儿在治疗前后分别采血检测血清免疫球蛋白及血清 Fe、Zn。治疗结束后开始观察疗效，每例最少观察 2 年。

（二）统计学处理

采用 SPSS17.0 统计软件进行统计。等级资料采用 Ridit 检验，$P < 0.05$ 为差异有统计学意义。治疗前后免疫球蛋白和血清 Fe、Zn 数值以 $\bar{x} \pm s$ 表示，治疗前后含量比较统计学处理采用 t 检验，$P < 0.05$ 为差异有统计学意义。

四、治疗结果

本课题实施过程中，治疗组患儿因对贴敷药物过敏而终止治疗者 4 例，全程接受治疗及随访者 75 例；对照组患儿因不能坚持服药而终止治疗者 6 例，全程接受治疗及随访者 73 例。

（一）治疗后两组疗效比较

治疗组总有效率 92%，对照组总有效率 90.4%，两组比较具有非常显著性差异（Ridit 值：$R_{对照}$=0.5、$R_{治疗}$=0.447，$P > 0.05$）。见表 2-1。

表 2-1　治疗后两组疗效比较 $[n, n（\%）]$

组别	显效	有效	无效	总有效
治疗组（75）	20（26.7）	49（65.3）	6（8）	69（92）
对照组（73）	12（16.4）	54（74）	7（9.6）	66（90.4）

（二）治疗前后两组免疫球蛋白变化

治疗前，两组比较 $P > 0.05$，无明显差异。治疗后，两组比较，IgA 含量无明显差异（t=1.20，$P > 0.05$），IgG 含量有明显差异（t=2.20，$P < 0.05$）。治疗前后，治疗组的 IgA、IgG 含量比较 $P < 0.001$（t=10.37，t=5.89），对照组的 IgA、IgG 含量比较 $P < 0.001$（t=13.35，t=3.80），均有非常显著差异。见表 2-2。

表 2-2　两组治疗前后免疫球蛋白（g/L）变化（$\bar{x} \pm s$）

组别	时间（n）	IgA	IgG	IgM
治疗组	治疗前（79）	0.82 ± 0.40	7.46 ± 1.54	1.16 ± 0.37
	治疗后（75）	1.50 ± 0.41	8.86 ± 1.40	1.12 ± 0.44
对照组	治疗前（79）	0.72 ± 0.23	7.34 ± 1.94	1.08 ± 0.41
	治疗后（73）	1.42 ± 0.40	8.37 ± 1.31	1.13 ± 0.36

（三）治疗前后两组血清 Fe、Zn 变化

治疗前，两组血清 Fe、Zn 含量比较 $P > 0.05$，两者均无明显差异（t=-0.325，t=-0.010）。治疗后，两组比较，血清 Fe 无明显差异（t=0.325，

$P > 0.05$)，血清 Zn 有非常显著差异（$t=4.138$，$P < 0.001$）。治疗前后，治疗组的血清 Fe 含量比较有非常显著差异（$t=-6.866$，$P < 0.001$），血清 Zn 含量比较亦有非常明显差异（$t=-11.447$，$P < 0.001$）。治疗前后，对照组的血清 Fe 含量比较有显著差异（$t=-3.247$，$P < 0.005$），血清 Zn 含量比较也有非常明显差异（$t=-9.541$，$P < 0.001$）。见表 2-3。

表 2-3　两组治疗前后血清铁锌变化（$\bar{\chi} \pm s$）

组别	时间（n）	Fe（mmol/L）	Zn（μmol/L）
治疗组	治疗前（79）	8.10 ± 0.55	76.51 ± 7.93
	治疗后（75）	8.72 ± 0.57	90.28 ± 6.93
对照组	治疗前（79）	8.13 ± 0.61	76.63 ± 7.88
	治疗后（73）	8.43 ± 0.52	86.13 ± 5.12

五、讨论

小儿反复呼吸道感染是儿科常见病、多发病，约占小儿人群的 4.5%。儿科门诊中的 70% 为呼吸道感染，其中 30% 为小儿反复呼吸道感染，小儿呼吸道感染 90% 为病毒感染所致。小儿反复呼吸道感染的确切发病机制尚不完全清楚，中医历代医家对其病因病机的论证观点不一。临床上仍应以预防为主，国外主要采用免疫调节剂、疫苗接种预防，国内预防呼吸道感染的基本措施是根据病因不同，补充维生素、微量元素、抗体、微生物制剂、胸腺素、转移因子、人工合成的免疫增强剂及中医药预防等。

中医学认为，人体内存在着"内属于脏腑，外络于肢节的经络系统"。伏天暑气当令，人体腠理开泄，此时用药，药物之气能更好地渗透皮肤，入经归脏，以达病所而发挥作用。推拿治疗能扶正固本祛邪，疏通经络，调和营卫，抗御外邪，提高免疫力，激发人体的自然抗病能力，达到治疗和预防的目的。陈健等根据经络学说原理，运用消喘膏敷贴疗法在缓解期选择肺俞、心俞、膈俞穴及膏肓穴进行治疗，刺激相应的穴位以治疗小儿反复呼吸道感染。

鉴于小儿反复呼吸道感染的病因病机，综合中医各家治疗方法，我们根据扶正固本祛邪的治则经验，选用三伏天进行手法穴位按摩结合穴位贴敷，突出了内病外治、冬病夏治、预防为主的方针。通过推肺经、揉掌小横纹、揉肺俞、揉风门穴等来调节机体的阴阳气血，起到疏通经络、平衡阴阳、调理脾胃、宣通肺气、扶正祛邪的作用，从而激发人体卫外自然抗病的能力。中药贴敷所选诸穴中的肺俞、心俞、膈俞为背俞穴，是脏腑之气输注于背部的腧穴，大椎为手三阳督脉之会，督脉为阳脉之海。诸穴合用，可以激发人体的阳气，通调各脏腑之气。有研究表明，贴药可刺激穴位，激活皮肤中的某些神经末梢和酶类，而参与机体的免疫调节，提高免疫力或降低过敏状态。小儿虽为柔嫩之体，但其脏气清灵，随拨随应，其皮肤角质层较薄，对药物的吸收能力较成人强，故应用中药外贴穴位疗效更为显著，穴位按摩加穴位中药贴敷即是基于这个原理衍生的一种外治疗法。贴敷药物中肉桂助阳散寒，白芥子辛温走窜，能豁痰利气散结，延胡索活血行气，细辛温肺祛寒，白芷祛风散寒燥湿，沉香行气散寒、温肾助阳，佐生姜宣通肺气。诸药透过穴位，通过经络而直达病所。本研究通过手法穴位按摩结合穴位贴敷进一步加强疗效，最终达到"正气内存，邪不可干"，提高机体免疫力，预防小儿反复呼吸道感染的目的。

研究结果显示，治疗组通过三伏天手法穴位按摩结合穴位贴敷，使反复呼吸道感染患儿体内免疫球蛋白 IgA、IgG 及血清 Fe、Zn 含量提高，机体免疫力增强，从而发挥作用；同时又显示免疫球蛋白 IgG 及血清 Zn 的提高明显优于中药组，更突出了本方法的优势。

穴位贴敷治疗过程中，应考虑小儿皮肤娇嫩不耐药物刺激的特点，严格掌握贴药的持续时间，以免发疱面积过大或药物中毒，若皮肤发痒可用热毛巾外敷；出现药物过敏者，应立即停止贴敷，必要时给予脱敏治疗；所用药物应当现用现调，以免放置过久而失效。本课题治疗过程全部由专业技术人员完成，操作手法是否规范直接影响疗效，因此在推广应用时须加强培训，严格掌握操作规范，以免影响治疗效果。

三伏天手法穴位按摩结合穴位贴敷预防小儿反复呼吸道感染，由于简便、经济、普通百姓易于掌握，所以适宜在社区及广大的农村地区推广应用。

参考文献

［1］胡仪吉. 反复呼吸道感染诊断标准［J］. 中华儿科杂志，1988，26（1）：41.

［2］陈小华. 静脉滴注人血丙种球蛋白预防反复呼吸道感染200例疗效观察［J］. 临床儿科杂志，2001，19（1）：60.

［3］李宜瑞，许双虹，陈晓刚，等. 复感宁方治疗小儿反复呼吸道感染的临床研究［J］. 中医杂志，2003，44（增刊）：48-51.

［4］朱升朝，于利群. 按摩防治小儿反复呼吸道感染的成果推广应用［J］. 按摩与导引，1998，1：8-10.

［5］杨锡强，易著文. 儿科学［M］. 6版. 北京：人民卫生出版社，2005：304.

［6］张学青，马伟. 王佩明主任医师辨治小儿反复呼吸道感染经验［J］. 新疆中医药，2002，20（3）：58.

［7］李海林，金萍，黄永坤，等. 反复呼吸道感染患儿红细胞CR1数量基因多态性及其红细胞免疫功能［J］. 免疫学杂志，2006，22（4）：423.

［8］黄小琪. 反复呼吸道感染患儿T细胞亚群及免疫球蛋白的研究［J］. 广西医学，2007，29（12）：1876.

［9］王吉安，孙秀玲. IL-12及其他细胞因子与反复呼吸道感染的相关性研究［J］. 小儿急救医学，2004，11（5）：308.

［10］蒋利萍. 免疫调节剂治疗小儿反复呼吸道感染的价值［J］. 中国实用儿科杂志，1998，13（4）：209.

［11］P. J. Kinsham, Richard W. Costello, W. Graham McLean. Gosinophil and airway nerve interactions［J］. Pulmonary Pharmacology & Therapeutics,

2003，16（1）：9.

[12] 张善民，郑湘榕，杨莉. 反复呼吸道感染患儿厌氧菌感染状况的研究 [J]. 中国实用儿科杂志，2003，18（1）：23.

[13] 陈秀敏. 反复呼吸道感染患儿血清中铁锌含量变化及临床意义 [J]. 北京医学，2006，28（2）：77.

[14] 高雅，郑春燕. 锌与小儿肺脾气虚型反复呼吸道感染关系探讨 [J]. 北京中医药大学学报（中医临床版），2003，10（2）：51.

[15] 马融. 江育仁教授防治呼吸道复感儿的学术思想研究 [J]. 新中医，1997，29（4）：5-7.

[16] 郁晓维. 不在邪多而在正虚——江育仁教授防治呼吸道复感儿的经验 [J]. 现代中医药. 2004，4（4）：7.

[17] 汪受传. 补肺固表调和营卫法治疗小儿反复呼吸道感染 [J]. 江苏中医药，2006，27（2）：11.

[18] 余德钊. 小儿反复呼吸道感染的临床思路及治法探讨 [J]. 新中医，1997，29（6）：5-7.

[19] 林更生. 小儿反复呼吸道感染的中医病机探讨 [J]. 福建中医学院学报，1998，8（4）：37-39.

[20] 张桂菊，曹宏. 浅谈祖国医学对小儿反复呼吸道感染发病机理的认识 [J]. 甘肃中医，2004，17（5）：19.

[21] 卢兢. 儿童反复呼吸道感染的诊断与治疗 [J]. 中国医刊，2007，42（10）：7-9.

[22] 王运芳，李敏，王小敏，等. 舌下含服乌体林斯治疗儿童反复呼吸道感染 [J]. 中华儿科杂志，2000，38（3）：179-180.

[23] 陈爱欢，陈荣昌，张纯青，等. 多价细菌疫苗舌下滴入预防儿童反复呼吸道感染的双盲随机对照研究 [J]. 中华儿科杂志，2004，42（6）：463.

[24] 朱宏伟. 锌硒宝和聚肌胞佐治小儿反复呼吸道感染疗效对比 [J]. 临床儿科杂志，2005，23（9）：661.

［25］朱升朝，王宁生，王德才，等. 手法按摩防治小儿反复呼吸道感染的临床研究［J］. 中医杂志，1997，38：228-229.

［26］何雁玲. 推拿治疗小儿反复呼吸道感染的临床体会［J］. 按摩与导引，2002，18（5）：53.

［27］马耀武，王爱玲. 穴贴中药治小儿上呼吸道感染及支气管炎咳嗽500例观察［J］. 中医研究，1996，（9）：42-43.

［28］黄俊勇. 三伏贴治疗小儿反复上呼吸道感染40例临床观察［J］. 现代中西医结合杂志，2004，13（14）：1875.

［29］王明香，张桂菊，曹宏，等. 健肺膏外敷防治小儿反复呼吸道感染的临床研究［J］. 山东中医药大学学报，2002，26（1）：33.

［30］陈凤媚，辜学敏，邓雪梅. 肝脾同治法防治小儿反复呼吸道感染述要［J］. 中医药学刊，2005，23：760-761.

［31］陈健，朱永琴，董勤. 消喘膏辅助治疗小儿反复呼吸道感染的临床观察［J］. 中国中西医结合杂志，2002，22（8）：620-621.

［32］成锦舟，唐中华，罗伟，等. 推拿治疗反复呼吸道感染90例临床观察［J］. 中国中医药科技，2008，15（5）：336.

第二节
小儿反复呼吸道感染中医外治法研究进展与展望

引言 小儿反复呼吸道感染（recurrent respiration traet infection，RRTI）是儿科常见病、多发病，约占小儿人群的4.5%。儿科门诊中70%为呼吸道感染，其中30%为小儿反复呼吸道感染，并且小儿呼吸道感染90%为病毒感染所致。西医学研究认为，小儿反复呼吸道感染的发病主要与固有免疫、细胞免疫、体液免疫等免疫功能低下，物理屏障、化学屏障、微生物屏障被破坏，"营养免疫"调节功能低下等有关。中医学则认为，小儿反复呼吸道感染主要与营虚卫弱、营卫失和，肺、脾、肾三脏不足，卫外功能薄弱，肺虚脾弱、痰瘀内阻有关。外治疗法主要有穴位敷贴法、中药离子透入法、推拿按摩法、佩挂中药香袋法、穴位注射法、拔火罐法、背部刮痧走罐法等，多选择三伏天进行。

一、发病机制研究进展

（一）西医学研究

小儿反复呼吸道感染的确切发病机制尚不完全清楚，西医学研究认为主要与病原体的侵入、呼吸道解剖生理特点、免疫系统发育未成熟、营养不良、微量元素 Zn 和维生素 A 缺乏、环境的变化等多因素有关。

1. 固有免疫、细胞免疫、体液免疫功能低下

固有免疫、细胞免疫、体液免疫等免疫功能低下是小儿反复呼吸道感染发病的重要原因。25% 患儿存在免疫球蛋白 IgG 亚类缺陷、T 细胞增殖功能下降，其分泌的细胞因子、白细胞介素水平低下。

2. 物理屏障、化学屏障、微生物屏障被破坏

45% 反复呼吸道感染患儿存在不同程度的纤毛结构损害。当机体抵抗力下降、长期滥用抗生素等打破呼吸道"正常菌群"之间平衡后，菌群在数量及种类上失衡，防御屏障受损，外源性病原微生物侵入，或者内源性某种细菌大量繁殖，从而引起呼吸道各种微生物反复感染。

3. "营养免疫"调节功能低下

有研究显示，机体的免疫功能状态和维生素及微量元素等物质之间存在正相关，有人称之为"营养免疫"调节机制。如反复呼吸道感染患儿血清中 Fe、Zn 浓度下降，提示 Fe、Zn 缺乏可使人体免疫功能受到损害，对呼吸道疾病的易感性增加，因此，血清中 Fe、Zn 含量高低与小儿反复呼吸道感染有密切关系。Zn 缺乏与免疫功能、呼吸道黏膜上皮细胞的功能，维生素 A、C 的代谢及与中医肺脾气虚的辨证关系值得重视。

（二）中医学研究

中医历代医家对小儿反复呼吸道感染病因病机的论述观点不一，《证治汇补·伤风》曰："虚人伤风，屡感屡发。"万全提出："肺脏尤娇，娇脏遭伤不易愈。"当代医家江育仁提出"反复呼吸道感染关键不在邪多而在正虚"的学术思想，认为小儿复感主要在于营虚卫弱，营卫失和，卫气虚则卫外不固，易为外邪所侵。汪受传认为复感儿肺、脾、肾三脏不足，卫外功能薄弱，加之寒温不能自调，则外邪易从口鼻、皮毛而入，均犯于肺，正与邪的消长变化导致小儿反复呼吸道感染。余德钊认为"肺虚遭伤是病之根本，痰贯穿于复感全过程"。林更生认为"肺虚脾弱"是小儿复感发病之根本，"痰伏肝旺积热及阴虚热瘀"是小儿复感之标象。张桂菊等认为气虚血瘀是发病的关键因素。俞景茂认为该病感染期以邪实为主，属体虚外感；迁延期邪毒渐清，虚象显露；恢复期正暂胜而邪暂退，此时关键已不是邪多而是正虚。在迁延期或恢复期会遇到病情时缓时著，证候错杂，往来不已，寒热并见，虚实夹杂，营卫失和，表里并病，此乃少阳枢机失利。

二、中医外治法研究进展

中医学认为，人体内存在着"内属于脏腑，外络于肢节"的经络系统。小儿长期服药困难较大，而且频繁给药容易产生不良反应。中医外治法通过药物或手法对穴位和经络产生刺激而发挥作用，具有使用方便、痛苦少等优点，在小儿复感的治疗中已日益受到重视。综观各家报道，外治疗法多选择三伏天进行。因为，伏天暑气当令，人体腠理开泄，此时用药，药物之气能更好地渗透皮肤，入经归脏，以达病所而发挥作用。

（一）穴位贴敷法

黄俊勇根据《素问·四气调神大论》中"春夏养阳"原则，在每年夏季三伏天应用三伏贴取肺俞（双侧）、膏肓（双侧）、定喘（双侧）、天突穴治疗小儿反复上呼吸道感染 40 例，总有效率 88%。王明香等以穴位贴敷健肺膏（由黄芪、桃仁、延胡索、白芥子、甘遂等组成）治疗反复呼吸道感染患儿 176 例，并设口服儿康宁对照组 40 例。结果证明：健肺膏可改善复感儿肺部微循环情况，提高红细胞超氧化物歧化酶活性，且疗效明显优于对照组（$P < 0.05$）。孙彦敏等用金玉散（主要由黄芪、防风、炒莱菔子、炒鸡内金、五倍子、乌梅、淫羊藿、山茱萸、女贞子、栀子、板蓝根、蜈蚣等药物组成）敷脐治疗患儿 100 例，并设左旋咪唑口服对照组 40 例。观察两组患儿治疗前后免疫球蛋白和 T 细胞亚群等免疫指标的变化情况，测定头发微量元素，同时比较两组治疗前后患儿发病次数、持续时间和病种等级的改善情况。结果发现治疗组总疗效明显优于对照组（$P < 0.05$）。陈健等根据经络学说原理，运用消喘膏（每贴含生药炙白芥子 5g、延胡索 5g、甘遂 3g、细辛 3g，研为细末，加姜汁、添加剂调成膏状备用，中国中医研究院广安门医院研制）在缓解期选择肺俞、心俞、膈俞穴及膏肓穴进行敷贴治疗小儿反复呼吸道感染 83 例，结果有效率达 73.17%，治疗后 IgG 值上升，IgA、IgM 值无明显变化。

（二）中药离子透入法

庞隐用肺炎治疗仪连接中药贴片贴敷于肺俞穴治疗小儿反复呼吸道感染，结果发现对小儿反复呼吸道感染的症状、体征改善方面，免疫调节作用和远期疗效等方面均有显著效果。因该法能够有效避免药物在肝脏的"首过效应"和胃肠道的降解破坏，减少血药浓度峰谷变化，从而起效迅速，作用持久，且具有方便、无痛苦、毒副反应小等优点，是一种值得推广的新型治疗方法。

（三）推拿按摩法

推拿治疗能扶正固本祛邪，疏通经络，调达营卫，抗御外邪，提高免疫力，激发人体的自然抗病能力，达到治疗和预防的目的。成锦舟等采用推脾、肺、肾经，摩腹，按揉足三里，捏脊治疗反复呼吸道感染患儿 28 例。结果显示免疫球蛋白显著提高，发病次数明显减少。何雁玲将本病分为食积内热型、脾肺气虚型两型，在易感儿发病之前重用补脾经、运八卦、清胃经、掐揉四横纹、揉足三里、捏脊、摩腹等健脾和胃、消食导滞的方法来调理脏腑气血功能，从而达到扶正祛邪的目的。曾华采用推拿捏脊为主治疗小儿反复呼吸道感染 45 例，并与西医常规治疗组作对照，结果治疗组总有效率为 91.11%，明显优于对照组。

（四）佩挂中药香袋法

夏以琳等采用佩戴防感散香袋（雄黄、黄芩、冰片、桂皮等，制成 6g/ 只的香袋）的方法防治 33 例反复呼吸道感染患儿。结果显示，防治组患儿的感冒次数和呼吸道感染程度明显减少和减轻，防治前后血白细胞计数明显降低，SIgA 明显提高（$P < 0.05$），防治组患儿的迎香、天突穴位温度变化明显（$P < 0.05$）。实验研究结果显示，防感散有较强的抑菌、抑毒作用。

（五）穴位注射法

朱南方等采用穴位注射法（取定喘、足三里、丰隆穴）治疗反复呼吸道感染患儿 53 例，并设对照组 32 例，臀部肌内注射维丁胶性钙注射液。两组均以 10 次为 1 个疗程，连续治疗 2 个疗程。结果治疗后两组患儿 sIL-2R 水平均明显下降，且治疗组临床疗效明显优于对照组（$P < 0.05$）。说明穴位注射法可有效提高复感儿的细胞免疫功能，临床疗效较好。

（六）拔火罐法

朱南方等采用拔火罐联合穴位注射治疗反复下呼吸道感染患儿 30 例，并与使用转移因子口服液治疗的 30 例作对照。结果显示治疗前复感儿血清 sIL-2R 水平明显高于正常儿童（$P < 0.05$），治疗组经拔火罐和穴位注射治疗后，sIL-2R 较治疗前明显降低，治疗前后比较，差异有统计意义（$P < 0.05$）。提示拔火罐联合穴位注射对复感儿有较好的治疗效果，并可改善免疫功能。

（七）背部刮痧走罐法

史利军等采用背部刮痧走罐法防治小儿反复呼吸道感染 100 例，疗效满意。操作方法：①刮痧：暴露患儿背部，在脊柱督脉经线上涂以红花油，用刮痧板沿涂抹部位施刮痧术，手法刚柔相济，以皮肤发红出痧为度，每 2 日 1 次，连续治疗 1 个月；②走罐：患儿充分暴露背部，以红花油为润滑剂，沿督脉及两侧膀胱经涂抹。沿督脉上下推罐 2 次，沿膀胱经上下推罐，至两侧膀胱经处皮肤潮红为止。然后火罐留于大椎穴，5 分钟后起罐，每日 1 次，连续治疗 1 个月。对照组采用胸腺肽肌内注射，开始为 1mg/（kg·d），每日 1 次，连用 7 天，最大剂量不超过 20mg/d，随后改为 2mg（kg·d），每周 2 次，连用 3 周，总计治疗 1 个月。结果显示治疗组总有效率（94%）明显优于对照组（84%），两组差异有统计意义。

三、中医外治疗法展望

小儿脏气清灵，随拨随应，其皮肤角质层及黏膜较薄，对药物的吸收能力较成人强，加上小儿的生理病理、反复呼吸道感染的病因病机以及小儿对内服中药不易接受等特点，故中药渗透及推拿按摩等外治疗法是很有推广应用前景的治疗途径。

（一）新的外治途径有待探索

已见报道的中医外治疗法很多，诸如穴位贴敷、穴位按摩、经络调理等不一而足，其他如足疗、雾化吸入、熏蒸等外治途径亦可探索。

（二）多途径综合外治疗法值得尝试

近年来，我们根据扶正固本祛邪的治疗原则，进行了"三伏天手法穴位按摩结合穴位贴敷预防小儿反复呼吸道感染"的临床研究，通过推肺经、揉掌小横纹、揉肺俞、揉风门穴，同时运用中药贴敷肺俞、心俞、膈俞、大椎以调节机体的阴阳气血，起到疏通经络、平衡阴阳、调理脾胃、宣通肺气、扶正祛邪的作用，从而激发人体卫外自然抗病的能力。本研究通过手法穴位按摩结合穴位贴敷进一步加强疗效，最终达到"正气存内，邪不可干"，提高机体免疫力，预防小儿反复呼吸道感染的目的。研究结果显示，通过三伏天手法穴位按摩结合穴位贴敷，使反复呼吸道感染患儿体内免疫球蛋白 IgA、IgG 及血清 Fe、Zn 含量提高，机体免疫力增强，从而提高疗效。

（三）民间外治疗法迫切需要抢救整理

全国各地民间中医有关小儿反复呼吸道感染的外治疗法很多，一些简便易行且行之有效的独特疗法亟待抢救与整理，我们应该呼吁有关部门出台相关政策予以挖掘整理。

（四）各类外治疗法的操作规范有待权威部门认定

已见或未见报道的外治疗法很多，然其操作缺乏权威部门颁布的规范标准，为使确有疗效的各类外治法得到推广应用，迫切需要统一的规范。

第三节
中西医结合治疗小儿咳嗽

引言 小儿咳嗽是临床常见病、多发病，本文系 1993 年 6 月至 1994 年 10 月笔者运用中西医结合方法治疗本证 241 例临床回顾性总结。

一、临床资料

（一）一般资料

按就诊日期随机将 473 例患儿分成中西药治疗组 241 例和西药对照组 232 例。其中治疗组男性 129 例，女性 112 例。年龄在 6 个月以内者 24

例，6~12 个月 48 例，12 个月 ~3 岁 46 例，3~7 岁 102 例，7~12 岁 21 例。对照组男性 109 例，女性 123 例；6 个月以内 41 例，6~12 个月 36 例，12 个月 ~3 岁 47 例，3~7 岁 98 例，7~12 岁 10 例。

（二）诊断及疗效标准

按 1988 年国家中医药管理局医政司制订的《中医内外妇儿科病证诊断疗效标准·小儿咳嗽》判断。

二、治疗方法

（一）治疗组

中药基本方：金银花、桔梗各 3~10g，连翘 2~6g，射干、蝉蜕各 1~4g，桃仁、杏仁各 3~6g，焦六神曲 6~12g，生甘草 3g。加减法：发热加柴胡、天竺黄各 2~6g，黄芩 6~12g；口干咽干，咳甚少痰者，加藏青果、木蝴蝶各 3~6g，痉咳，加僵蚕、桑白皮各 3~6g；痰多，加浙贝母 3~9g，姜半夏 3~6g。煎服法：每日 1 剂，每剂煎 2 次。少量分多次口服。西药：10% 磺胺二甲嘧啶混悬剂、伤风止咳糖浆、小儿止咳糖浆各 10~30mL，发热者以对乙酰氨基酚糖浆 10~30mL 代替伤风止咳糖浆，混合摇匀后，每次 3~10mL，每日 3 次，与中药同服。

（二）对照组

用青霉素钠盐针 40~240 万 U，加入 5% 葡萄糖氯化钠注射液 250mL 中，每日 2 次静脉滴注（青霉素皮试阳性者改用治疗组方案）；川贝止咳糖浆每次 5~10mL，每天 3 次口服。

三、治疗结果

（1）治愈：治疗组 3 天内治愈 106 例，4~6 天 84 例，7~9 天 39 例，

治愈率 90.8%。对照组 3 天内治愈 72 例，4~6 天 44 例，7~9 天 30 例，治愈率为 62.9%。

（2）好转：治疗组 12 例，好转率 9.2%。对照组 72 例，好转率 31.0%。

（3）无效：对照组 14 例，占 6.1%。

四、体会

小儿藩篱疏，肌肤嫩，卫外功能不足，且寒暖不知自调，易于外感时邪；又小儿"脏腑柔弱"，最易病邪入里而成下呼吸道感染，故临床所见咳嗽患儿甚多。

小儿"稚阴未长"，易阴伤阳亢，即使外感风寒，亦多从阳化热，而以热咳居多。因此，临床遣方用药宜从寒凉着手；但小儿"易虚易实，易寒易热"，非热象明显，勿用苦寒之品，基本方药多为轻清之品而非大苦大寒，故可免伤脾阳而易为患儿接受。

因小儿气管和支气管管腔相对比成人狭窄，软骨柔软而缺乏弹性，黏膜血管丰富，黏液分泌不足而较干燥，黏膜纤毛运动较差，不能很好地排出微生物，所以不仅容易感染，也较易使炎症分泌物遗留气管而致痰鸣咳嗽。据现代药理分析，方中桔梗可增加呼吸道黏液分泌，射干可消除呼吸道炎性渗出，蝉蜕、浙贝母、百部、黄芩等可降低支气管平滑肌紧张度而起解痉作用。如此中西药物同用，可使炎症得消，分泌物亦易排出体外，故可收事半功倍之效。小儿脾常不足，加之罹患咳嗽，每易饮食积滞，方中焦六神曲既可消食下气，又有除痰之功；桃仁既可改善气管及肺部血流，又可抗炎镇咳抗过敏，此乃殊途同归之妙药也。

第四节
麻桔连翘汤治疗小儿咳嗽变异性哮喘

引言　2001 年 2 月至 2003 年 10 月笔者采用麻桔连翘汤治疗咳嗽变异性哮喘患儿 98 例，并与西药治疗 49 例对照的临床观察，疗效满意。

一、一般资料

所有病例均符合 1992 年 10 月全国儿科哮喘协作组制定的咳嗽变异性哮喘诊断标准。以 2∶1 比例随机分为两组。治疗组 98 例，其中男性 52 例，女性 46 例；年龄 2~12 岁，平均 6 岁；病程最短 1 个月，最长 11 个月，平均 5 个月。咳嗽发作时间在临睡 26 例，清晨 31 例，临睡及清晨均有 17 例，白天 24 例；肺部听诊呼吸音粗糙 46 例，胸部 X 线检查示纹理增粗 41 例，有过敏史 21 例。对照组 49 例，其中男性 27 例，女性 22 例；年龄 14 个月 ~12 岁，平均 7 岁；病程最短 1 个月，最长 13 个月，平均 5.5 个月。咳嗽发作时间在临睡 18 例，清晨 20 例，临睡及清晨均有 8 例，白天 3 例；肺部听诊呼吸音粗糙 20 例，胸部 X 线检查示纹理增粗 18 例，有过敏史 13 例。两组一般资料具有可比性（$P > 0.05$）。

二、治疗方法

（一）治疗组

采用麻桔连翘汤治疗，处方：金银花、黄芩、连翘、炙麻黄、桔梗、防风、紫苏子、紫苏梗、桃仁、杏仁、姜半夏、浙贝母、僵蚕、焦六神曲各 4~6g，射干 1.5~3g，蝉蜕、甘草各 2~3g。每日 1 剂，水煎 2 次浓缩至 100~300mL，分 2~4 次服。

（二）对照组

应用沙丁胺醇气雾剂每 4 小时喷 1~2 下或特布他林气雾剂每日 3 次，每次喷 2~6 下；口服氨茶碱 3~5mg，地塞米松片 0.05mg/kg，或异丙嗪糖浆 3~10mL，每日 3 次。

两组均以 7 天为 1 个疗程，治疗 2 个疗程并随访 3 个月后判断疗效。

三、治疗结果

（一）疗效标准

参照国家中医药管理局颁布并于 1995 年 1 月 1 日起实施的《中医病证诊断疗效标准》判断。

（1）显效：咳嗽消失，听诊呼吸音清晰，如有发热则体温降至正常，胸部 X 线检查显示正常。

（2）好转：咳嗽减轻，听诊呼吸音清晰，痰减少。

（3）无效：咳嗽症状及体征未见改善或加重。

（二）治疗结果

经治疗后，治疗组 98 例中，显效 76 例，好转 18 例，无效 4 例，总有效率 95.9%；对照组 49 例中，显效 23 例，好转 14 例，无效 12 例，总有效率 75.5%；两组比较，差异有统计学意义（$P < 0.005$）。

四、体会

咳嗽变异性哮喘，又称过敏性咳嗽，是一种不哮不喘，而以临睡或（和）清晨反复发作性的顽固性咳嗽为突出表现的非典型哮喘。根据临床表现，本病当属中医咳嗽范畴。多系小儿形气未充，肺气常虚，腠理疏松，卫外不固，风寒引动伏痰，风痰郁久化热，闭阻肺气，气血不和所致。麻桔连翘汤中麻黄、桔梗、蝉蜕、防风、射干、紫苏梗祛风散寒，金银花、黄芩、连翘清肺中之热，杏仁、半夏、僵蚕、浙贝母、紫苏子化痰止咳，"小儿久病必有血瘀食积"，故以桃仁活血化瘀，焦六神曲消食和胃。诸药合用，使风毒去，痰瘀化，气道畅，而咳自止。根据笔者临床观察，麻桔连翘汤治疗有效率明显高于西药治疗组，且疗效持久，复发率低，无明显毒副作用。鉴于小儿服药困难及本病的特点，如采取中药雾化吸入的途径用药能否取得殊途同归的疗效，还有待进一步探讨。

第五节
小儿哮喘从肝论治体会

引言 小儿哮喘，诱因较多，笔者根据小儿为"纯阳之体"，"阳常有余、阴常不足""肝常有余"的生理特点，以及"肝阴不足，肝阳亢盛，内风引动伏痰"的病变机制，以"滋阴潜阳，息风化痰"为基本原则，用镇肝熄风汤加减治疗本病取得较好疗效。

一、临床表现

在学龄前哮喘患儿中，发病前和发病过程中常见到一些异常的情志表现，如发病前常表现出情绪不稳、冲动任性、烦躁易怒、哭闹癫骂不止，每于情志躁动当天或第2天哮喘开始发作，发病期间多伴有好动、自控能力差、注意力涣散等表现。同时可见多汗、纳呆、舌边尖红、苔薄黄、脉弦细数等。

二、病机分析

《素问·阴阳应象大论》说："阴静阳躁。"即阴主柔静，阳主刚躁。《素问·生气通天论》说："阴平阳秘，精神乃治。"小儿为纯阳之体，阳

121

常有余，阴常不足，阴不足则阳有余，阴虚则不能制阳，故出现情绪不稳、冲动任性、烦躁易怒、哭闹癫骂不止、好动不能自控等阴虚阳亢的表现；小儿肝常有余、脾常不足、肺常虚，按五行生克乘侮理论，肝阳亢盛，木乘土虚，肝阳迫津外泄，或肺气虚而不摄津，则见多汗；脾虚运化之力不足，则纳呆；脾虚生痰，肺虚贮痰，肝阴不足，肝风引动伏痰，故哮喘发作。舌边尖红、苔薄黄、脉弦细数，乃肺脾气虚，肝阴不足而肝阳浮动之征象。

三、治疗方法

综观以上病机，本证以肝阴不足，肝阳亢盛，木贼脾土，内风引动伏痰为诱因，故治当滋阴潜阳，息风化痰，拟镇肝熄风汤加减。处方：杭白菊、生龙骨、生牡蛎、钩藤、僵蚕、杭白芍、怀牛膝、玄参、生地黄、桑寄生、夜交藤、茯苓（朱砂拌）、浙贝母、苦杏仁、黑苏子、炙麻黄。方中杭白菊、生龙骨、生牡蛎、钩藤、僵蚕镇肝、息风、潜阳，杭白芍、怀牛膝、玄参、生地黄、桑寄生滋养肝阴以制阳亢，夜交藤、朱茯苓安神定志，浙贝母、苦杏仁润肺化痰，黑苏子、炙麻黄降气平喘。

四、典型病例

赵某，男，6岁，2003年3月6日初诊。反复发作哮喘1年余，家长诉：每次发病当天或前1天出现情绪不稳、冲动任性、烦躁易怒、哭闹癫骂不止，并伴有出汗、纳呆、大便干结。刻诊：气喘，哮鸣，活动过多，自控能力差，舌质红，苔薄黄，脉弦细，两肺听诊可闻大量哮鸣音，血常规及胸部X线检查均正常。证属肝阴不足，肝风引动伏痰，治宜滋阴潜阳，息风化痰，方拟镇肝熄风汤加减：杭白菊、钩藤、杭白芍、玄参、生地黄、桑寄生、夜交藤、茯苓（朱砂拌）、浙贝母、黑苏子、炙麻黄、炒莱菔子、焦六神曲各6g，生龙骨、生牡蛎各10g（先煎），僵蚕、苦杏仁各 4g，生甘草 3g。服药 3 剂情绪稳定而哮喘缓解，继以原方加减煎服 7 剂，恢复正常。后改服六味地黄丸合参苓白术散加减治疗 2 个月。停药 35 天后复发，继用前方治疗 6 天恢复正常，调理 3 个月后停药。随访 2 年未复发。

第六节
清热化湿汤合清开灵注射液治疗小儿暑热证

引言　夏日炎炎，暑湿当令，小儿每易罹患暑热证。1997 年夏秋，笔者采用自拟清热化湿汤合清开灵注射液治疗本证患儿 43 例，竟获显效。

一、临床资料

（一）一般资料

按就诊时间将患儿随机分为治疗组 43 例和对照组 41 例。治疗组 43 例中，男 28 例，女 15 例；年龄在 3 岁以下者 11 例，4~7 岁 27 例，8~14 岁 5 例；体温在 37.5~38℃者 9 例，38.1~39℃者 29 例，39.1~40.4℃者 5 例。对照组 41 例中，男 23 例，女 18 例；年龄在 3 岁以下者 9 例，4~7 岁 30 例，8~14 岁 2 例；体温在 37.5~38℃者 10 例，38.1~39℃者 28 例，39.1~40.2℃者 3 例；病程最短 3 天，最长 10 天。

（二）临床表现

发热，咽痛口干，头身困重，胸闷不适，纳呆，小便短赤，大便或溏或干，舌质红，苔黄腻，脉滑数（指纹紫滞）。

（三）理化检查

除体温升高外，可见精神萎靡，咽充血，咽后壁淋巴滤泡增生，扁桃体红肿Ⅱ～Ⅲ度；血常规检查白细胞总数正常或偏低，淋巴细胞正常或偏高；大便常规检验正常；胸部 X 线检查显示无殊。

二、治疗方法

（一）治疗组

采用清热化湿汤治疗，方由金银花、大青叶、板蓝根、葛根、藿香、佩兰各 3~10g，薄荷（后下）、柴胡、蝉蜕、白豆蔻（后下）各 2~6g，射干 1~6g，六一散（包）9~27g，建曲 6~12g 组成。每日 1 剂，头汁加水 200~400mL，煎取 150~300mL；两汁加水 150~350mL，煎取 100~300mL。两汁混合，少量频服。清开灵注射液 10~20mL 加入 10% 葡萄糖注射液 100~200mL 中静脉滴注，每日 1 次。

（二）对照组

单用清开灵注射液治疗（用法同上）。

三、治疗结果

（一）疗效评定标准

治疗后 2 天内体温降至正常，且不再回升，其他症状消失为显效；治疗第 3 天体温降至正常，且不回升，其他症状缓解者为有效；治疗第 4 天临床症状及体征仍无改变或加重者为无效。

（二）治疗结果

治疗组显效 24 例，占 55.8%；有效 14 例，占 32.6%；无效 5 例，占 11.6%。对照组显效 15 例，占 36.6%；有效 18 例，占 43.9 %；无效 8 例，占 19.5%。

四、讨论

中医认为，肺司皮毛，主呼气，以蒸腾水液，调节体温。小儿乃稚阳之体，肺常虚，体温调节功能不全，复感暑湿，困遏肌表，腠理不得疏泄，阳气不能升清化浊。湿困肌表，故身热不退，头身困重，胸闷不适；热邪上壅，则口干咽痛；湿热下趋，则小便短赤，大便干结；湿困脾阳，健运失司，故纳呆，大便溏薄；舌质红，脉滑数（指纹紫滞）均为湿热内蕴之征象。

现代中药药理研究表明，自拟方所含金银花、连翘、大青叶、板蓝根、射干、蝉蜕、柴胡、葛根、佩兰、薄荷均有不同程度的抗病毒和（或）解热作用；板蓝根、柴胡可增强机体免疫功能，使正胜而邪却；白豆蔻增进胃肠蠕动，祛除胃肠积气，有芳香健胃之功；藿香、建曲则促进胃液分泌，增强消化功能。全方共奏清热解毒、理气化湿之效，可使表湿得化，里热得清。清开灵注射液为牛黄、水牛角、黄芩、栀子等中药复方制剂，具清热解毒、开窍醒神之功。两者合用，相得益彰。对照组单用清开灵注射液，虽有退热作用，然尤显药力不足，且缺少化湿之品，故疗效不如治疗组满意。由此，中医药辨证论治优势可见一斑。

第七节
鲜铁皮石斛佐治小儿顽固性发热

引言 小儿顽固性发热是临床常见病和疑难病。本文系 2015 年 12 月至 2016 年 4 月课题组主持武义县科技计划项目（2015-48）"鲜铁皮石斛在小儿顽固性发热中的应用研究"的技术总结。

一、一般资料

共观察 2015 年 3~5 月和 2016 年 3~9 月在我院儿科住院的符合纳入标准的顽固性发热伴有气阴两虚证患儿 109 例，随机分为治疗组和对照组。其中治疗组 53 例，男 37 例，女 16 例；年龄 5 个月 ~12 岁 6 个月；治疗前发热时间（热程）3~10 天；热度 39℃以上 50 例。对照组 56 例，男 31 例，女 25 例；年龄 4 个月 ~11 岁 3 个月；治疗前热程 3~7 天；热度 39℃以上 50 例。两组资料比较，差异无统计学意义（$P > 0.05$），具有可比性。

二、治疗方法

两组均采取常规治疗。治疗组：所有发热患儿均应用带叶鲜铁皮石斛鲜品 0.6g/（kg·d），按 0.2g/mL 的浓度榨汁煮沸后分 3 次服用。其中耳温 ≥ 38.5℃时，交替使用布洛芬混悬液口服或双氯芬酸钠栓塞肛。对照组：耳温 ≥ 38.5℃时，交替使用布洛芬混悬液口服或双氯芬酸钠栓塞肛；耳温 < 38.5℃时，不用任何退热药。

三、疗效观察

（一）观察指标及疗效评价

纳入观察的患儿，应用退热药后每小时测体温 1 次，重点观察体温降至正常时间及体温复升次数。

（1）痊愈：体温不再复升。

（2）有效：体温复升 1~2 次。

（3）无效：体温复升 3 次以上。

（二）结果

两组疗效比较见表 2-4。

表 2-4　两组疗效比较（n）

	例数	痊愈	有效	无效	总有效率
治疗组	53	21	26	6	88.68%*
对照组	56	15	18	23	58.93%

注：与对照组比较，*P < 0.05。

两组体温变动情况比较见表 2-5。

表 2-5　两组体温变动情况比较

	体温降至正常时间（h）	体温复升次数
治疗组	10*	1.0*
对照组	13	1.5

注：与对照组比较，*P < 0.05。

四、讨论

顽固性发热，常见于小儿外感热病。热病日久，必耗气伤阴；加之反复应用退热药物发汗，更伤气阴。鲜石斛，味甘，性微寒。益胃生津，滋阴清热。主治热病津伤，口干烦渴，胃阴不足，食少干呕，病后虚热不退，阴虚火旺，骨蒸劳热，目暗不明，筋骨痿软。

课题组采用的带叶鲜铁皮石斛，经应用前检测其多糖含量平均值为43.3%。现代药理学研究表明，铁皮石斛对非特异性及特异性免疫均有增强作用。关于用法用量，普通高等教育中医药类规划教材《中药学》记载：鲜用 15~30g，观察中所应用带叶铁皮石斛鲜品按 0.6g/（kg·d），经榨汁煮沸后分 3 次服，取得理想效果，且未发现明显副作用。

本次观察结果表明，治疗组效果优于对照组，证实新鲜铁皮石斛可以缩短体温降至正常的时间，减少体温复升的次数。新鲜铁皮石斛因具有益气养阴清热作用，且味甘易为患儿接受，故可用于发热时间较长、反复应用解热镇痛药发汗导致气阴两虚、余热未清的患儿，以解决反复发热体温不退的难题。

参考文献

［1］国家药典委员会．中华人民共和国药典·一部［M］．北京：中国医药科技出版社，2015：93．

［2］高建平，金若敏，吴耀平，等．铁皮石斛原球茎与原药材免疫调节作用的比较研究［J］．中药材，2002，25（7）：487．

［3］张红玉，戴关海，马翠，等．铁皮石斛多糖对S180肉瘤小鼠免疫功能的影响［J］．浙江中医杂志，2009，44（5）：380．

［4］雷载权，陈松育，高学敏．中药学［M］．上海：上海科学技出版社，1995：308．

第二章
内伤病证治

第一节
小儿心因性厌食症证治

引言 2001—2003 年，笔者采用中药加心理行为干预方法治疗小儿心因性厌食症 82 例，并与单纯用中药治疗的 54 例进行对照观察，取得满意疗效。

一、临床资料

（一）一般资料

136 例厌食症门诊患儿，按 3∶2 比例随机分为中药加心理行为干预治疗组 82 例和单纯用中药对照组 54 例。其中治疗组，男性 36 例，女性 46 例；年龄 2~7 岁，平均 4.2 岁；病程 1~11 个月，平均 6 个月。对照组，男性 25 例，女性 29 例；年龄 2~6 岁，平均 3.6 岁；病程 1~10 个月，平均 5.4 个月。

（二）诊断要点

（1）长期食欲不振，而无其他疾病。

（2）面色少华，形体消瘦，但精神尚好，无腹部膨隆。

（3）有喂养不当史，如：进食不定时、定量，爱吃零食、偏食，强迫进食，分散进食注意力等。

二、治疗方法

（一）对照组

对照组单纯用逍遥散合保和丸加减治疗。处方：茯苓、白术、陈皮、白芍、当归、淮山药、焦山楂、炒莱菔子、连翘、姜半夏各 3~6g，砂仁、白豆蔻（后下）各 1.5~3g，柴胡 1~3g，枳实 2~4g，炒薏苡仁 6~10g，焦六神曲 4~6g，炙甘草 2~3g。每日 1 剂，水煎 2 次混合浓缩至 100~300mL 后分 2~4 次口服。

（二）治疗组

在对照组治疗的基础上，嘱家长配合心理行为干预治疗：①由患儿自主进食；②养成定时进食、不吃零食的习惯；③采取适当的方式诱导患儿食用各种食物；④长辈以身作则，营造专心致志在餐桌上共同进餐的用餐氛围。

两组均以 1 个月为疗程。

三、疗效观察

（一）疗效标准

以国家中医药管理局 1995 年实施的《中医病证诊断疗效标准》为依据。

（二）治疗结果

两组均于疗程结束后 3 个月随访，两组治疗结果比较见表 2-6。

表 2-6　两组疗效比较（ *n* ）

项目	例数	显效	有效	无效	总有效率（%）
治疗组	82	59	21	2	97.6 *
对照组	54	23	17	14	74.1

注：与对照组比较，*P < 0.01。

四、讨论

小儿"肝常有余，脾常不足"，加之长辈娇生惯养、百般宠爱，任其恣意零食，养成不良饮食习惯。有学者认为，小儿厌食的病因不仅与营养有关，还受到社会和家庭多种因素的影响。有学者对学龄前儿童厌食的有关危险因素的调查表明，散居儿童的厌食发病率高于聚居儿童，认为与散居儿童生活不规律、零食较多，多由老人带养，教育方法不当有关；而聚居儿童过着集体生活，三餐和零食较有规律，养育科学，加之儿童有积极的顺应心理，故产生厌食的较少。又有学者对 240 例厌食小儿心理状况调查表明，3~7 岁小儿厌食的发病率比其他年龄组明显增高，家长教育方式不当、不良的饮食卫生习惯和因玩耍而影响进食是引起小儿厌食的社会心理因素。因此，笔者在以逍遥散合保和丸疏肝健脾消导的同时，嘱家长配合给予心理行为干预治疗，标本兼顾，庶得效如桴鼓。

参考文献

［1］邹锡昕. 当代老中医论治小儿厌食症［J］. 安徽中医学院学报，1993，12（1）：55.

［2］李莉. 学龄前儿童厌食症影响因素的多因素分析［J］. 中国校医，2000，14（5）：328-329.

［3］徐振华. 240 例厌食小儿心理状况调查［J］. 中国心理卫生杂志，1994，8（4）：159.

第二节
参苓白术散加减治疗小儿脾虚肝旺综合征

引言 脾虚肝旺是小儿疳证的主要表现，西医学之小儿佝偻病和营养不良属此范畴。本文系笔者对小儿脾虚肝旺综合征专科门诊收集参苓白术散加减治疗完整病例 121 例的临床疗效总结报告。

一、一般资料

121 例患儿中，男 67 例，女 54 例。年龄 6 个月~6 岁 88 例，7~17 岁 33 例。

二、诊断标准

（一）临床表现

1. 主证
面色萎黄，形体消瘦，头发稀疏色黄少光泽，手足心热，入睡后出汗、露手足于衾外，食欲不振，大便或溏或干。舌淡或舌尖红赤，苔薄白或薄黄，指纹淡红或青紫，脉弦细。

2. 兼证
头额、山根青筋暴露，囟门迟闭，腹部膨隆，夜啼，睡时露睛、磨牙、流涎，便前腹痛、便后痛止。

（二）理化检查

1. 身高、体重检测
采用目前国内常用的离均差法，按年龄作 6 级评价，即均值加减标准差，求出各级数值，具体标准为：$\bar{x}-2s$ 以下为下等，$\bar{x}-1s\sim-2s$ 为中下，

$\bar{\chi}$~$\bar{\chi}$-1s 为中低，$\bar{\chi}$~$\bar{\chi}$+1s 为中高，$\bar{\chi}$+1s~$\bar{\chi}$+2s 为中上，$\bar{\chi}$+2s 以上为上等。检测结果见表 2-7。

表 2-7　121 例患儿身高、体重级表（n，%）

等级	身高		体重	
	例数	比例	例数	比例
下等	2	1.7	6	4.9
中下	25	20.7	32	26.4
中低	72	59.5	69	57.0
中高	21	17.4	11	9.1
中上	1	0.8	2	1.7
上等	—	—	1	0.8

2. 血红蛋白、红细胞测定

根据世界卫生组织（WHO）贫血分度标准测定就诊患儿血液，结果为：①轻度：血红蛋白：90~120g/L（6 岁以上）或 90~110g/L（6 岁以下），红细胞：（3~4）×10^{12}/L，77 例，占 63.6%；②中度：血红蛋白 60~90g/L，红细胞：（2~3）×10^{12}/L，42 例，占 34.7%；③重度：血红蛋白 30~60g/L，红细胞：（1~2）×10^{12}/L，2 例，占 1.7%。

3. 大便镜检虫卵

就诊患儿常规作大便虫卵镜检，单纯检出蛔虫卵者 34 例；同时检出钩、蛔虫卵者 3 例；单纯有蛲虫 23 例；同时有蛲虫和蛔虫卵者 18 例；阴性者 53 例。

三、治疗方法

（一）基本方

党参 3~10g（或太子参 6~30g），炒白术、赤芍、白芍、茯苓、炒扁豆、淮山药、炒鸡内金、陈皮各 3~10g，砂仁 1~6g，炒薏苡仁 6~30g。

（二）随证加减

出汗多，加煅龙骨、煅牡蛎各 10~30g，生黄芪、麻黄根（或糯稻根）各 3~10g，或加服龙牡壮骨冲剂；纳呆明显或大便不化，加焦山楂、焦六神曲或万应曲各 3~10g，炒谷芽、麦芽各 6~10g；腹部膨隆，加炒枳壳 3~6g，炒莱菔子 3~10g；中、重度贫血，加炒当归 3~12g，阿胶 3~10g，或加服富血铁干糖浆；大便镜检有寄生虫者，加川楝子、使君子各 3~6g；夜寐露手、足或啼哭者，加双钩藤 3~10g，柴胡 1~6g，蝉蜕 1~3g；囟门迟闭，身高不足者，加三七粉 0.5~1.5g 吞服，每日 2 次；肥胖者，重用炒薏苡仁至 60g，加炒苍术 6g。

四、疗效标准及结果

疗效标准：参照国家中医药管理局医政司 1988 年印发的《中医内外妇儿科病证诊断疗效标准（第一辑试行）·疳证》判断。

（1）痊愈：体重增加，基本接近健康小儿正常值，各种兼证消失，各项检查指标恢复正常。

（2）好转：体重有所增加，精神、食欲、兼证及贫血均有改善，大便镜检无虫卵。

（3）无效：症状、体征及各项检查指标无改善。

结果：痊愈 63 例，占 52%；好转 55 例，占 45.5%，无效 3 例，占 2.5%。有效率达 97.5%。疗程最短半个月，最长 3 个月。

五、讨论

（一）小儿脾虚肝旺综合征病因

1. 生理因素

小儿"脾常不足，肝常有余"。脾为土，肝为木，根据五行生克乘侮规律，脾土虚，则肝木乘之，而脾虚肝旺之症显现。

2. 饮食习惯

随着生活水平的提高，小儿的饮食结构有了明显的改善。但有些家长不注意引导小儿的饮食习惯，儿童偏食、挑食现象严重。在本研究收集的病例中，患轻中度营养性贫血者竟达 98.3%。有些儿童爱吃零食，主食则不定时定量，未免导致胃肠功能紊乱，消化吸收功能减弱。

3. 卫生因素

小儿卫生习惯差，又有某些托幼机构对儿童餐具、玩具及桌、椅等消毒不严，致使某些寄生虫交叉感染而出现虫积，积久成疳。本组病例中大便镜检有寄生虫者就占 56.2%。

4. 家庭心理因素

当今家庭，长辈视独生子女为掌上明珠，凡事百依百顺，滋长了小儿在家庭中唯我独尊、在社会上争强好胜的心理，助长了本已亢盛的肝阳而出现肝旺症状。

（二）本病病机为脾虚肝旺

脾气不足，运化失职，生化乏源，水谷精微吸收障碍，脏腑百骸失于濡养，则见面色萎黄，形体消瘦，头发枯黄，食欲不振，睡时露睛，囟门迟闭；肝火内扰，灼伤津液，阴虚火旺，故手足心热、夜啼；得凉而安，故患儿常喜露手足于衾外；脾胃虚弱，气虚腠理不密，肝火亢盛，逼津外泄，则营失所藏，津失内敛而表现为睡时汗出、流涎；磨牙者，脾虚或虫积所致；腹部膨隆，大便或溏或干，便前腹痛，便后痛止，乃肝脾失调。

舌淡，苔白，脉细是脾虚；舌红，苔黄，指纹青紫，脉弦为肝旺征象。

（三）主方析义

参苓白术散载于《太平惠民和剂局方》，方中人参、茯苓、白术、甘草益气健脾；山药、扁豆、炒薏苡仁补脾渗湿；砂仁行气化湿，使补而不滞。现代中成药药理研究表明，本方小剂量时能轻度兴奋胃肠运动，从而有助于缓解胸脘满闷、饮食不消，并有改善肾上腺皮质功能及增强免疫功能的作用。加用白芍平肝潜阳，养血敛阴，炒鸡内金健胃消食，赤芍活血祛瘀以除积久血瘀之弊，可促进胃肠血液微循环。全方共奏抑肝扶脾之效。

第三节
从心肝脾论治抽动障碍共患注意缺陷多动障碍

引言 本文采用回顾性研究方法，对符合《中医儿科临床诊疗指南》诊断标准的抽动障碍（tic disorder，TD）与注意缺陷多动障碍（attention deficit hyperactivity disorder，ADHD）的共病（comorbid attention deficit hyperactivity disorder and tic disorder，CAT）患儿的临床表现进行总结分析，对临床以心肝火旺或脾虚痰聚为主要表现者，按治疗后症状好转的时间进行中医药治疗结果的评估，并总结其诊疗护理体会。治疗结果显效34例，有效28例，总有效率93.9%；总结发现CAT临床表现具有一定特征，小儿CAT具有体质病理学基础，遣方用药须有一定法度。可见，抑肝扶脾、息风化痰、宁心安神中医药治疗可有效控制CAT，而综合干预措施亦极其重要。

根据《国际疾病分类》第10版（ICD-10），儿童TD可以划分为暂时性抽动障碍（transient tic disorder，TTD）、慢性运动性抽动或发声抽动障碍（chronic motor or vocal tic disorder，CTD）和抽动–秽语综合征（tourette syndrome，TS）。注意缺陷多动障碍（ADHA）又称"多动性障碍""注意力缺陷多动症"。TD 共患病包括 ADHD、学习困难（learning difficulties，LD）、强迫障碍（obsessive compulsive disorder，OCD）、睡眠障碍（somnipathy disorder，SD）、情绪障碍（dysthymic disorder，ED）、自伤行为（Self-injury behavior，SIB）、品行障碍（Conduct disorder，CD）、暴怒发作，其中共患 ADHD 最常见。TD 共患病越多，病情越严重。共患病增加了疾病的复杂性和严重性，影响患儿学习、社会适应能力、个性及心理品质的健康发展，给治疗和管理增添诸多困难。

　　TD 与 ADHD 同属小儿神经精神性疾病，中医同属心肝系（情志）病证，前者可归入"慢惊风""抽搐"等证治，后者可归入"脏躁""健忘"等证治。笔者自 2017 年 1 月至 2019 年 12 月门诊诊治 CAT 患儿 66 例，根据临床观察以心肝火旺而脾虚痰聚者多见，其回顾总结如下。

一、临床资料

（一）一般资料

　　66 例患儿中，男 58 例，女 8 例，男女比例为 7.25∶1；年龄最小 4 岁 3 个月，最大 12 岁 10 个月；TTD32 例，CTD34 例。

（二）诊断标准

　　所有病例均符合《中医儿科临床诊疗指南·抽动障碍（修订）》之"持续（慢性）运动或发声抽动障碍""暂时性抽动障碍"和《中医儿科临床诊疗指南·儿童多动症（修订）》之"症状标准"，而表现为心肝火旺或脾虚痰聚者。

（三）临床表现

　　按照《中医儿科临床诊疗指南·抽动障碍（修订）》对以下临床表现进行总结：运动性抽动包括挤眉眨眼、咧嘴噘嘴、耸鼻抠鼻、面肌抽动、仰头甩头、耸肩扭肩、鼓腹、深吸气、踢腿蹬脚；发声性抽动包括清嗓、秽语；情绪行为症状包括急躁易怒、胆小怕事、任性固执。按照《中医儿科临床诊疗指南·儿童多动症（修订）》对以下临床症状进行总结：多动冲动包括多动难静、多语自语、插嘴抢答、扰人抢物；神思涣散包括学习成绩差、注意分散、缺乏恒心、记忆力差。兼见脾虚肝旺证包括厌食挑食、难以入睡、多汗、磨牙、睡不安稳、梦呓、流涎。66 例 TD 共患病例临床表现分类统计见表 2-8。

表 2-8　66 例 TD 共患病例临床表现分类统计（n）

临床症状		例数
抽动症状	运动性	8
	发声性	6
	运动兼发声性	52
多动症状	多动冲动	16
	神思涣散	20
	多动兼涣散	30
情绪行为异常	急躁易怒	56
	胆小怕事	8
	任性固执	16
其他共患病证	鼻炎或鼻窦炎	28
	咽炎	30
	过敏性疾病	14
	遗尿	18
	厌食挑食	34
	难以入睡	20
	多汗	32
	磨牙	24
	睡不安稳	26

二、治疗方法

（一）基本方

太子参、山药、黄芪或红芪、茯神、炙远志、炒酸枣仁、淮小麦、石菖蒲、蝉蜕、钩藤、青龙齿、石决明、炙甘草。

（二）加减法

舌苔厚腻，太子参改党参，加砂仁、炒苍术；多汗，加麻黄根、五味子；焦虑烦躁易怒，加柴胡、钩藤；情志抑郁、善太息，加郁金、合欢皮；注意力分散，加益智仁、柏子仁；厌食偏食，加焦山楂、焦六神曲；大便干结，加柏子仁、决明子。清嗓、耸鼻、噘嘴，加蝉蜕、僵蚕、白芷；眨眼，加枸杞子、菊花；摇头、耸肩，加全蝎、蝉蜕；面肌抽动、摆臂、鼓腹、蹬腿不止，加全蝎、地龙、蜈蚣。

三、疗效评估

（一）评估办法

由于没有进行 TD 和 ADHD 有关量表的测定，按治疗前后临床症状变化自拟如下评估办法：以治疗后 TD、ADHD 和脾虚肝旺证中同时有一项以上症状好转的时间为评估标准，14 天以内为显效，15~28 天为有效，29 天以上为无效。

（二）治疗结果

显效 34 例，占 51.5%；有效 28 例，占 42.4%；无效 4 例，占 6.1%。总有效率 93.9%。

四、讨论

（一）共病体质病理基础

明代著名医家万全在继承与发挥钱乙和朱丹溪学术思想的基础上，总结出小儿"三有余，四不足"的体质特点，认为小儿阳、肝、心常有余，阴、脾、肺、肾常不足。"阳有余，阴不足"，则容易出现阴虚阳亢而多动少静或抽动频发；"肝有余，脾不足"，则易致肝风内动、脾虚聚湿生痰，风痰互动而多动或抽动；"心有余"，则易致君火偏盛而发为多动、抽动。《素问·病机十九条》曰："诸风掉眩，皆属于肝""诸湿肿满，皆属于脾""诸躁狂越，皆属于火"。小儿心肝火旺、脾虚痰聚的体质和病理特点，使 TD 与 ADHD 共患成为可能。

（二）现代病因研究结果

检索有关文献发现，TD 与 ADHD 均有可能与以下因素有关。

（1）遗传因素：与多巴胺受体或转运体等基因的遗传因素有关。

（2）精神因素：因家庭不和、学习压力、爱玩激情游戏或爱看打斗影视等，导致焦虑、紧张或抑郁等情绪异常。

（3）营养因素：与健康儿童相比，患儿血液中的铅偏高、锌偏低。

（4）器质因素：因惊厥或颅内感染、外伤，或因早产、过期产、难产引起宫内窒息等因素，导致大脑缺氧。

（三）主要临床表现特征

总结发现，CAT 患儿，运动性抽动以挤眉眨眼、耸鼻抠鼻、耸肩扭肩为主，发声性抽动以清嗓为主，情绪行为异常以急躁易怒为著；多动冲动主要表现为好动难静，神思涣散则以注意力分散、做事拖拉、缺乏恒心为主；所有患儿均有脾虚肝旺表现，而以厌食挑食、难以入睡、多汗、磨牙等为主要表现。同时发现清嗓者多共患有鼻炎或鼻窦炎、咽炎和其他过敏性疾病，部分患儿共患遗尿症。

（四）遣方用药法度分析

由于 CAT 以心肝火旺、脾虚痰聚为病机特点，以心烦躁动、痉挛抽动为主要表现，所以治疗须从抑肝扶脾、息风化痰、宁心安神入手。基本方太子参、山药、红芪健脾益气生津，茯神、炒酸枣仁、淮小麦、炙甘草养心安神，石菖蒲、炙远志化痰开窍、宁心安神，蝉蜕、钩藤凉肝息风止痉，青龙齿、石决明平肝潜阳、镇惊安神。随症加减，脾虚湿阻而苔厚腻，太子参改党参，加砂仁、炒苍术以醒脾化湿；夜寐多汗或动则易汗，加麻黄根、五味子敛汗并助宁神；焦躁易怒，则加柴胡、钩藤清肝火以止痉；情志抑郁而善太息，则加郁金、合欢皮疏肝解郁以安心神；注意力分散、大便干结，加柏子仁、决明子润肠通便又养心神而清肝火。清嗓、耸鼻、噘嘴多由外风所致，故加蝉蜕、僵蚕、白芷疏风以止痒；眨眼，加枸杞子、菊花柔肝解痉明目；摇头、耸肩，加全蝎、蝉蜕息风止痉；面部、四肢、躯干肌肉抽动，加全蝎、地龙、蜈蚣搜风通络止痉。急性发作期，随着病症由轻到重，病位由浅入深，要酌情加用虫类药物息风止痉，剂量应由轻到重，见效后逐步减量直至停用。须注意"中病即止"，以免伤及肝肾功能。缓解期，以健脾养心柔肝为主，调整阴阳平衡以巩固疗效。

（五）综合干预极其重要

由于 TD 与 ADHD 均属情志病证且易波动，治疗过程发现有些患儿因接触新鲜事物而兴奋不已以致症状加剧。所以，治疗只是其中的一项措施，家长和老师的配合更为重要，要为患儿创造一个轻松、和谐的环境；避免让患儿长时间接触电视、电脑、手机等低频率辐射电器，不看（不玩）惊险、恐怖视频或刺激性强的动画片（游戏）；尽可能少接触容易引起患儿过度兴奋的场景和新鲜事物；鼓励和引导患儿多参加各种活动，转移注意力；当抽动或多动发作时，不要对患儿进行批评和指责，以免强化其对该病的关注度；当抽动或注意缺陷多动症状减轻时，要给予鼓励和表扬，以帮助患儿树立信心；要少吃辛辣、煎炒、烘烤食物及肥甘厚味食品，不吃兴奋性和刺激性饮料；加强体育锻炼，增强体质和意志力，避免反复呼吸道感染的发生。

据笔者临床观察，有半数以上 TD 患儿共患 ADHD，这与文献报道的共患率高达 20%~67% 相符。虽然 TD 和 ADHD 患儿智力正常甚至超常，且大多数在成年后能像健康人一样工作和生活，但因儿童神经精神系统发育尚未成熟。TD 和 ADHD 的发作具有反复性、波动性，其共患学习、行为及情绪障碍会对儿童的正常生长发育造成很大影响。中华医学会儿科学分会神经学组《儿童抽动障碍诊断与治疗专家共识（2017 实用版）》的预后评估认为，TD 需在 18 岁青春期过后评估其预后，有 5%~10% 的 TD 患者一直迁延至成年或终身。所以，积极有效防治就显得十分必要，我们应采取有针对性的干预措施降低儿童 TD 与 ADHD 的发生。

参考文献

［1］中华医学会儿科学分会神经学组. 儿童抽动障碍诊断与治疗专家共识（2017 实用版）［J］. 中华实用儿科临床杂志，2017，32（15）：1137–1140.

［2］戎萍，马融，韩新民，等. 中医儿科临床诊疗指南·抽动障碍（修订）［J］. 中医儿科杂志，2019，15（6）：1–5.

［3］韩新民，马融，雷爽，等. 中医儿科临床诊疗指南·儿童多动症（修订）［J］. 中医儿科杂志，2017，13（5）：1–5.

［4］水泉祥. 儿童抽动症及其治疗［J］. 中国儿童保健杂志，2001，9（5）：324–326.

［5］高磊，关明杰，许秀举，等. 儿童多动症及其影响因素的研究进展［J］. 包头医学院学报，2011，27（5）：96–97.

［6］李小萍，闫承生，李杏色，等. 抽动障碍患儿血液中铁、锌和铅含量分析［J］. 河北医药，2014，36（17）：2639–2640.

［7］谭美珍，梁惠慈，陈力，等. 儿童多动症与血微量元素水平关系的探讨［J］. 中国妇幼保健，2006，21（3）：358-359.

［8］鲁央南，徐小龙，叶峰，等. 儿童多动症发病危险因素调查［J］. 中国公共卫生管理，2014，30（2）：302-303.

［9］匡桂芳，冀永娟，吴爱勤，等. 注意缺陷多动障碍与抽动障碍共病患儿的注意特征研究［J］. 中华行为医学与脑科学杂志，19（9）：801-803.

第四节
小儿原发性遗尿研究进展

引言 小儿原发性遗尿（Primary enuresis in children，PNE），是儿童常见疾病，属中医肾系病证。其发病率为 2%~15%，2% 遗尿儿童症状可持续至成年。对于不能缓解的遗尿症，其严重性随年龄增加而加重，严重影响患儿的身心健康。近年来，中西医学者对该病病因病机、理化检查及其治疗护理等进行了广泛深入的研究。据不完全统计，1980—2014 年由中国期刊全文数据库、中国知网全文数据库、万方医学全文数据库、重庆维普全文数据库、中华医典软件等收集的有关期刊文献有 337 篇，涉及古籍 16 部。其中，定义类 4 篇，发病机制类文献 28 篇，古籍 16 部，理化检查类文献 12 篇，药物治疗 87 篇（西药 19 篇、中药 68 篇），非药物治疗 197 篇（针灸 115 篇，推拿 37 篇，头针、电针、刮痧、蜂疗、穴位贴敷、穴位埋线、穴位注射、穴位按压、心理行为干预等 45 篇），名中医学术思想及经验 4 篇，护理 10 篇。从文献比例看，有关中医药治疗研究的报道多于西医药治疗的研究，非药物治疗多于药物治疗，而非药物治疗则以针灸、推拿等外治疗法居多，说明中医药特别是中医外治疗法在小儿原发性遗尿的治疗中具有相对的优势。

一、关于小儿原发性遗尿定义的 3 个关键点

（一）遗尿年龄

1.3 岁以上

汪受传和江育仁分别主编的《中医儿科学》认为，小儿遗尿，是指 3 岁以上的小儿在睡眠中小便自遗，醒后方觉的一种病证。

2.5 岁以上

韩新民编《中医儿科学》、那彦群等编《实用泌尿外科学》及 2012 欧洲泌尿协会（European urology association，EUA）和国际小儿尿控学会（International children's continence society，ICCS）均提出 5 岁以上发生夜间尿床即为遗尿症。

（二）发作频率

（1）那彦群等编《实用泌尿外科学》认为其频率 ≥ 1~3 次 / 月。

（2）ESPU 和 ICCS 指出，PNE 是指从未有过 6 个月以上的不尿床期。

（3）美国精神病协会《诊断与统计手册》的标准（DSM– Ⅳ）规定：每周至少 2 夜尿床，并持续 3 个月。

（三）发作时的意识状态

夜间或睡中小便自遗，醒后方觉。

二、发病机制

（一）西医学有关遗尿发病机制的认识

周蔚然等总结国内外有关儿童原发性遗尿症发病机制的研究认为，儿童原发性遗尿症发病机制可以从以下 4 个方面认识。

1. 夜尿量增多

（1）抗利尿激素（Antidiuretic hormone，ADH，又称血管升压素）夜间分泌下降。

（2）电解质、前列腺素分泌过多及钠调节激素血管紧张素和醛固酮节律异常。

2. 膀胱功能失调

包括功能性膀胱容量减少和膀胱过激。

3. 睡眠觉醒和神经发育欠成熟

夜尿多和膀胱功能失调均不能解释患儿为什么在尿刺激下不能觉醒。觉醒困难被认为是尿床的先决条件，且与神经系统发育欠成熟有关；而睡眠呼吸障碍也与遗尿有密切关联。

4. 家族遗传

通过对遗传家系的分析发现，遗尿症可能存在常染色体显性和隐性遗传多种遗传方式。

5. 家庭环境和心理因素

（1）家庭环境特点：家庭成员数多及其组成变故（如单亲、离异）、父母失业、低家庭收入、遗尿家族史、兄弟姐妹多。

（2）心理特点：自信心差、抑郁、注意力缺乏多动障碍；在情感表达、独立性、成功性、知识性、娱乐性方面弱于非遗尿儿童，而控制性则相对较高。

（3）气质维度特点：活动水平、反应强度、坚持度及反应阈均高于非遗尿儿童，而规律性、趋避性、适应度及注意分散度则低于非遗尿儿童。

6. 机体整体发育迟缓

遗尿小儿有以下发育迟缓表现。

（1）有很高的自愈率以及自愈率随年龄增长而稳步增高。

（2）以大脑皮层抑制为代表的中枢神经系统改变。

（3）抗利尿激素失去夜间分泌高峰。

（4）以逼尿肌不稳定性收缩和功能性膀胱容量减少为代表的尿动力学

改变。

（5）中枢神经系统的发育迟缓和隐性脊柱裂反映的发育迟缓为机体整体发育迟缓。

所以，小儿遗尿的主要病理是机体整体发育迟缓，而不是因于机体某个或部分功能的改变。

（二）古代医家对遗尿病因病机的认识

《中华医典》软件中收集的历代中医古籍有关遗尿的代表性病因病机有以下8个方面。

1. 膀胱虚冷，不能约束

导致膀胱虚冷的原因有三：①肾与膀胱俱虚，寒积膀胱（见《古今医统大全·幼幼汇集》）。②服冷药过度，致膀胱虚冷（见《太平圣惠方·治小儿遗尿诸方》）。③胞中已寒，外邪乘之（见《普济方·伤寒门·遗溺》）。

2. 心肾气虚，传送失度

见《寿世保元·遗溺》。

3. 心火太盛，任其自行

见《辨证录·遗尿门》。

4. 肺气虚冷，上不能制下

见《内经》《医灯续焰·肺痈脉证七十》《中西汇通医经精义·脏腑为病》。

5. 肝虚火扰，疏泄失职

见《张氏医通·大小府门·小便不禁》《证治汇补·遗溺》。

6. 中土不温，上下皆虚

见《本草思辨录·干姜》《医学心悟·大便不通》。

7. 稚阳尚微，不甚约束

见《医述·杂证汇参·小便》《证治汇补·下窍门·遗溺》。

8. 经脉病变，小便不禁

见《杂病源流犀烛·小便闭癃源流》《黄帝内经素问集注·刺腰痛篇第四十一》。

三、理化检查

（一）物理检查

1. X 线检查显示隐性脊柱裂与遗尿症有明显相关性

隐性脊柱裂的诊断标准：1 岁以后有 1 个或多个椎骨的椎板未完全闭合，椎管内容没有膨出即符合诊断。隐性脊柱裂的分单侧型、浮脊型、吻棘型、完全脊柱裂型、混合型，好发于第 1 和第 2 骶椎与第 5 腰椎处，以单侧型多见。

隐性脊柱裂引起遗尿可能与下列因素有关：①裂缝处的软组织突向椎管内，增厚的纤维板组织压迫马尾而致功能传导障碍；②裂缝边缘的骨质增生；③隐裂处粘连带牵拉，长期受累后引起神经变性。由于有神经损害、马尾神经受损而使括约肌功能障碍，使患儿出现膀胱功能障碍，表现为尿频、急迫性尿失禁及典型的遗尿症。

2. 超声对小儿遗尿症的泌尿系统检查

超声检查发现，有部分遗尿症患儿膀胱容量缩小、膀胱壁厚度增加或泌尿系统严重畸形。

3. 遗尿症儿童的脑电图特点

视频脑电图回顾性分析表明，有部分患儿异常，提示遗尿症的发生可能与遗传决定的脑功能发育不成熟有关。

4. 遗尿症儿童的尿流动力学表现

尿流动力学检查（测定残余尿、膀胱容量、逼尿肌反射情况、最大尿道压和最大尿道闭合压等）结果表现为：高敏感性膀胱、低膀胱顺应性、逼尿肌不稳定收缩、残余尿增加，可为临床治疗提供指导和依据。

5. 遗尿儿童尿电导率变化检测

应用 Sysmex UF-100 全自动尿沉渣分析仪对遗尿儿童进行尿液电导率检测结果显示：遗尿儿童与正常儿童相比肾浓缩稀释功能无差别。因此认为，尿液电导率可以代替渗透压作为遗尿治疗药物的监测指标。

（二）化学检验

1. 尿渗透压检测

研究表明，尿渗透压低的遗尿患儿，血清抗利尿激素浓度低，对去氨加压素的治疗反应好。晨尿渗透浓度测定发现，原发性遗尿患儿晨尿渗透浓度与白天相比没有升高且明显低于非遗尿儿童，与抗利尿激素夜间分泌减少相一致，提示晨尿渗透浓度可以间接反映 PNE 患儿夜间的抗利尿激素分泌情况。

2. 微量元素锌检测

对 5~17 岁复杂性遗尿症儿童进行血微量元素锌检测，结果显示复杂性遗尿症儿童血锌含量明显低于正常儿童，提示微量元素锌缺乏可能是儿童发生复杂性遗尿症的病因之一，补充锌有利于复杂性遗尿症康复。

3. 尿钙／肌酐检查

原发性遗尿患儿中存在高钙尿症，尿钙／肌酐值显著高于正常值，因此推荐对所有有尿道症状的患儿行尿钙／肌酐检查。

（三）心理测试

1. 气质测试

carry 儿童气质系列问卷中的《8~12 岁儿童气质问卷》测试结果显示，PNE 儿童气质难养型比例高于正常儿童；在气质的维度上，男性 PNE 儿童活动水平较高、节律性差、适应性差、反应强度较强烈、坚持性低、注意较易分散；女性 PNE 儿童活动水平较高、节律性差、适应性差、情绪本质较消极、坚持性较低。提示 PNE 患儿的气质特点可能与遗尿症的发生有关，气质调适可作为对 PNE 患儿心理干预的基础。

2.智力水平和智力结构分析

采用中国韦氏儿童智力量表（C–WISC）对 PNE 患儿的智力结构进行测试。结果提示 PNE 患儿智力水平正常，但智力结构中的记忆 / 不分心因子存在一定缺陷，可能与大脑额叶执行功能异常有关。儿童注意缺陷的扩散张量成像研究提示，原发性夜间遗尿症儿童注意、记忆缺陷可能与右侧 FCF、右侧 AIC 和左侧 MCP 功能障碍有关。

3.视听整合持续操作测试

采用视听整合持续操作测试系统对单纯 PNE 患儿分别与 PNE+ 注意力缺陷行动障碍患儿和正常儿童进行对照研究。结果表明，PNE 本身即存在反应控制力和持续注意力的损害，伴有注意力缺陷行动障碍时注意力损伤更为严重，提示患儿注意力损伤可能与前脉冲抑制 PNE 比例下降有关。

四、治疗方法

（一）药物治疗研究

1.西药治疗进展

近 10 年来，国外治疗 PNE 的基本药物有以下 3 类。

（1）人工合成抗利尿激素（弥凝）：起效快，瞬即效应高，不良反应少，是目前夜间遗尿症的一线治疗药物。推荐初始治疗持续 2~6 周，如果有充分的效应，则治疗可再持续 3 个月。如排尿日记表明夜尿量没有减少，又尚未达到治疗最大剂量，可适当提高剂量，并注意观察疗效。

（2）抗胆碱能药：奥昔布宁和托特罗定是目前遗尿症治疗中应用最广泛的胆碱受体阻断剂，是一线药弥凝治疗无效，有功能性膀胱小容量和膀胱逼尿肌过度活跃等表现，合并白天尿失禁的非单症状性遗尿和难治性单症状性遗尿者的二线治疗药物。托特罗定睡前 1 小时口服，1~2 个月内可见效果，如果效果不明显且不良反应轻微则可上升至 4mg，治疗成功者每年至少减量 3~4 次，直至患儿终止治疗时仍维持不尿床。

（3）抗抑郁药：丙咪嗪曾经是治疗遗尿症的主要药物，但因为其严重的并发症（心脏骤停、神经系统不良反应、肝毒性），目前不推荐该药常规应用于遗尿症，推荐在 DDAVP、遗尿警报、抗胆碱能药物治疗均无效的重型遗尿或因为遗尿而有严重沮丧情绪者可选用。为减少其不良反应风险，建议咨询精神心理专家，并加强对患儿的宣教和监测，排除长 Q-T 间期综合征。患儿睡前服用丙咪嗪，反应良好者服药 1 周可见效，一般疗程为 6 个月，然后逐渐减量，若无复发则停药。

2. 中药治疗规律

采用中国期刊全文数据库和重庆维普全文数据库在线检索，总结 1994—2010 年国内有关中医药治疗小儿遗尿的文献，进行中医治则治法和方药规律研究。并经万方医学全文数据库检索补充 2011—2014 年的有关资料，共采集小儿遗尿文献 163 篇，获得分型治疗原则明确的文献 68 篇。结果表明，居前 3 位的治则治法和方药为：①温补肾阳，固涩小便。常用菟丝子散或桑螵蛸散加减。②温补脾肾，固涩止遗。常用巩堤丸加减。③补肺健脾，固摄止遗。常用补中益气汤合缩泉丸或甘草干姜汤加减。治疗小儿虚证遗尿所用药物以补虚药、收涩药所占比例较大，常用药物为益智仁、山药、黄芪、菟丝子、补骨脂、覆盆子、五味子、金樱子、乌药、麻黄、茯苓、煅龙骨、石菖蒲。

（二）非药物治疗研究

1. 中医外治法

（1）针灸治疗小儿遗尿取穴规律：从中国期刊全文数据库中搜集到了近 30 年来针灸治疗小儿遗尿相关文章 115 篇，对其取穴状况进行了相应的分析总结。得出如下规律：①处方配穴：最常使用的主穴包括关元、中极、三阴交、肾俞、百会、膀胱俞，其选用率均超过 30%。并按肾气不足、肺脾气虚、肝经郁热 3 种证型进行配穴，于肾气不足者多加用肾俞、太溪，肺脾气虚者多配以足三里、脾俞、太渊，肝经郁热者多用太冲、阴陵泉、行间。②穴位归经：膀胱经的穴位占得最多，其次是督脉和任脉。而在使用率超过 30% 的 6 个穴位中，膀胱经和任脉就各占 2 个，督脉和脾经各1个。③规律分析：常用经脉以任督二脉和膀胱经为主；取穴以局部取穴（主要有关元、中极、气海及肾俞、膀胱俞）和远端取穴（主要有百会、三阴交、足三里、遗尿点）相结合；多以关元、中极、三阴交为基本方；配穴以病变所在脏腑的经穴和背俞穴为主。

（2）推拿疗法：检索2001年1月1日至2011年6月30日中国知网全文数据库、重庆维普全文数据库、万方全文数据库获取全文，对符合纳入标准的小儿遗尿推拿治疗方法等方面的37篇文献进行归纳、整理、分析，发现单独使用推拿手法疗效明显，配合内服中药、灸法、耳穴、针刺、药物敷脐等疗法有助于提高临床疗效；其操作方法包括捏法、按法、揉法、摩法、点法等。主要穴位（手法）包括：三阴交、百会、丹田、补肾经、补脾经、补肺经、捏脊、摩腹、点揉气海、中极、关元、外劳宫、腰骶部等，各具体操作时间不等。

（3）头针治疗：头针配合使用火罐、电针、温灸等治疗小儿遗尿疗效明显。处方配穴以头皮足运感区为主，或取顶中线、额旁3线、百会穴，均采用毫针平刺，辅以电针留针，辨证选取关元、中极、肾俞、膀胱俞、太溪、四神聪、太渊、足三里、三阴交、会阳、神门等，采用平补平泻手法留针。

（4）电针治疗：主穴包括百会、气海、关元、中极、三阴交、足三里，采用毫针平刺手法留针，并选择应用电针治疗仪，根据兼症不同加用肾俞、膀胱俞、脾俞、太渊、太冲、阴陵泉、行间，也可用低频电流经皮刺激阴部神经结合腹部TDP照射治疗、耳穴压籽等疗法。

（5）刮痧治疗：刮足太阳膀胱经、任脉上的穴位为主，常用的主穴为：肾俞、关元、中极、足三里、三阴交，选择性加用肺俞、气海俞、大肠俞、小肠俞、膀胱俞、中膂俞、下脘、神阙、曲骨穴、手三里。

（6）蜂针治疗：选取三阴交（双侧交替使用）、遗尿（位于足小趾底部第一横纹中点）采用蜂针治疗，同时口服露蜂房免煎颗粒剂，有较好的临床疗效。

（7）穴位贴敷：使用遗尿贴、温灸膏、智仁五味汤、五倍子桑螵蛸等中药贴敷疗效明显。主要穴位神阙，辨证选用关元、中极、肾俞、膀胱俞、三阴交、足三里各2~4穴。各穴位贴敷时间2小时至2天不等，也可白天进行皮部按摩、捏脊、振腹等结合夜间中药穴位敷贴。

（8）穴位埋线：处方配穴以中极为必用穴位，常使用的主穴包括关元、气海、三阴交、肾俞、膀胱俞。多以中极、关元、三阴交为基本方，配穴以病变所在脏腑的经穴和背俞穴为主，可结合耳穴压豆等治疗。一般埋线7~30天，以羊肠线吸收为准。

（9）穴位注射：常用选穴：三阴交（双侧）、中极、关元、足三里、肾俞（双）、膀胱俞（双）、阴陵泉（双侧）等，可选用的注射药物有阿托品、黄芪注射液、人胎盘组织液和维丁胶性钙、维生素 B_1、维生素 B_{12} 三药混合液，治疗以2周至1个月为1个疗程。

（10）穴位按压：选穴以耳穴肾、膀胱为基本方，辨证选取神门、骶椎、内分泌、脑点、耳中、遗尿点、三焦、小肠、下丘脑、内分泌、尿道、耳尖等，均用王不留行籽进行按压，一般左右耳交替按压，每次按压1~3分钟，以耳郭产生热感为度，1天3~6次，以10~40天为1个疗程，并可配合中药敷脐、温灸、揉腹、点穴、捏脊、游走罐等疗法。

2. 心理行为干预

（1）生理 - 心理治疗：生理 - 心理治疗是将报警器的条件反射训练与其他心理行为治疗整合在一起的治疗方法，因该治疗利用巴甫洛夫经典条件反射原理、斯金纳操作性条件反射原理、膀胱生理功能训练、心理学示范、暗示及正性强化等原则，故称生理 - 心理治疗。

①用情景示范教会患儿使用报警器：即要求患儿听到报警器响声后立即起床拔除电源，从而及时中断尿流，并走到厕所排尿；使用遗尿记录表格，记录遗尿发生时间、尿渍大小和患儿是否自己对报警器响声发生反应；在患儿达到连续4天及8天不遗尿时，给予不同颜色的奖励贴纸，取得阶段性进步后，及时正性强化。

②膀胱张力控制训练：训练从日间开始，逐步扩展到对夜间行为的控制。在训练过程中，鼓励患儿尽量放松自己，只要喜欢就可以无限制地饮

水。当患儿感觉需要排尿时，要求他们"忍住"，直到 5 分钟以后，才让他们去如厕。随着患儿对"忍尿"的适应，要求他们忍耐的时间也相应延长，直到患儿憋尿时间能够延长到 30~45 分钟为止。

③凯格尔运动：让患儿每于空腹排尿（特别是清晨）时，先有意识地缩肛，每次 5~10 秒，然后放松 5 秒，使缩肛时停尿，舒张时排尿。

④综合行为管理：遗尿症不仅是一个生理问题，更是一个情绪问题，因而这种行为所产生的深刻消极自卑情绪是需要注意和消除的。父母在生活中应尽量注意以爱心和耐心对待孩子，让孩子获得足够的安全感。留意孩子情绪变化，帮助他们用适当的方式把情绪表达出来。帮助孩子用适当的方式，去独立地面对现实问题和解决现实矛盾。停止对尿床行为作惩罚性表示或表现出蔑视、愤怒，学习用坚定而有信心的语气对待孩子。在要求孩子改掉遗尿行为上，要显示出既坚决又信任孩子能够做到的语气。

（2）行为干预：让家长参与到孩子的治疗中。

①生活指导：晚饭或睡前 3 小时尽量给患儿少喝水、饮料（热天除外），不吃西瓜、橘子等水果，以减少其夜间膀胱的贮尿量。嘱患儿睡前排尿，使孩子建立规律的生活、饮食习惯。避免孩子过度劳累或兴奋，嘱其睡前不要进行剧烈的活动或玩电脑等。

②设置日程表：从第 1 天起，家长为患儿每天记录。出现遗尿症时，寻找可能导致遗尿症的原因，并记录在日程表上，如未按时睡眠、睡前过于兴奋、傍晚液体摄入量太多等。无尿床时，便把一颗星画在日程表上，每周带患儿与医师会晤 1 次，对其当面口头表扬或给予物质奖励。

③膀胱功能锻炼：让患儿白天多饮水，尽量延长两次排尿的间隔时间，促使尿量增多，使膀胱容量逐渐增大。鼓励患儿在排尿中间，中断排尿，从 1 数到 10。然后再把尿排尽，以提高膀胱括约肌对排尿的控制能力。

④唤醒疗法：首先要掌握患儿遗尿的规律，家长每天在患儿夜晚经常尿床的时间，提前 0.5~1 小时用闹钟将患儿唤醒，起床排尿，使唤醒患儿的铃声与膀胱充盈的刺激同时呈现，经过一段时间的训练后，条件反射建

立，患儿就能够被膀胱充盈的刺激唤醒达到自行控制排尿的目的。此外，要鼓励患儿自己去厕所小便，目的在于使患儿在比较清醒的情况下排尿。

（3）生物反馈疗法：对患儿会阴消毒后，将双腔测压尿管插入其膀胱内，人为充盈膀胱，灌注速度按每分钟正常同龄儿童膀胱容量的10%计算，灌注介质为0.9%氯化钠注射液。在膀胱充盈过程中，与双腔测压尿管接通的三通管将显示逼尿肌收缩情况和压力变化。当患儿出现无意识的膀胱收缩时，嘱其收缩盆底肌，通过激活会阴延髓逼尿肌反射弧，从而抑制逼尿肌收缩。当患儿产生强烈尿意时，让患儿自然排尿，在排尿过程中测量尿流，并记录肌电图来显示排尿过程中患儿肌肉收缩的情况。通过反复训练，教会患儿如何收缩和放松盆底肌肉。总疗程为3个月，第1个月每周训练1次，后两个月每2周训练1次。训练结束后要求患儿每天进行至少1次的尽可能长时间的憋尿。

五、名中医学术思想及经验举隅

（一）俞景茂

1. 对发病年龄的界定
主张遗尿的发病年龄以3周岁作为诊断标准。

2. 对病因病机的认识
更加强调遗尿与肾、膀胱的关系，认为肾气不足、膀胱虚寒是其关键。较早指出遗尿与脊柱隐裂具有一定的相关性，特别是部分顽固性遗尿与成年后遗尿关系更加密切。同时认为，肝经湿热下注所致的遗尿较为少见，该证多与尿路感染有关，通过有效的抗炎治疗，能很快治愈，不应列入遗尿的病因之中。

3. 辨证论治
治疗上以温补下元、固摄膀胱、清心安神为要。

（1）肺脾气虚证：以食欲不振，大便溏薄，自汗出，经常感冒为特点。治拟肺健脾，固膵缩泉。方用补中益气汤合缩泉丸（基本药物：党参、黄芪、炒白术、炙甘草、陈皮、当归、升麻、柴胡、益智仁、山药、乌药）。睡眠深者，加炙麻黄、菖蒲；兼有里热者，加黄芩；食欲不振者，加生山楂、炒麦芽。俞师指出：反复呼吸道感染的小儿肺脾气虚，卫外不固，上虚不能制下故遗尿频作。

（2）下元虚寒证：以遗尿每晚1次以上，小便清长，腰膝酸软，形寒肢冷，智力可较同龄儿童稍差为特点。治拟温补肾阳，壮骨通络。方用虚寒遗尿方（基本药物：菟丝子、韭菜子、补骨脂、覆盆子、金樱子、五味子、牡蛎、桑螵蛸、黄芪、炙麻黄、丹参、怀牛膝）。兼有郁热者，加栀子、黄柏；食欲不振、大便溏薄者，加党参、白术。先天肾气不足，体质虚寒，以及伴有脊柱隐裂的患儿多属此证。

（3）心肾失交证：以梦中遗尿，夜寐不安，烦躁叫扰，白天多动少静，难以自制，记忆力差为特点。治拟清心滋肾，安神固脬。方用导赤散合交泰丸（基本药物：生地黄、竹叶、通草、甘草、黄连、肉桂）。睡眠较深者，加炙麻黄、远志；阴阳失调而梦中尿床者，用桂枝加龙骨牡蛎汤。

遗尿小儿大多睡眠较深，不易唤醒，失去对排尿的警觉。俞师认为这与"心主神明"有关，治疗需要使小儿的睡眠变浅，易于觉醒。以往常用石菖蒲、远志等开窍醒神，但疗效不著。俞师在总结前人经验的基础上，选用炙麻黄，认为麻黄入肺与膀胱经，性辛温，能通阳化气，宣降肺气，通调水道，可使膀胱气化得以恢复，开阖有度，遗尿可止。该药有醒脑而不失眠之妙。

俞师很重视对儿童的心理诱导，鼓励患儿消除紧张情绪，建立治疗信心，坚持配合治疗。要求家长要多给患儿关怀、安慰和鼓励，不要讥笑、辱骂、责打，更不要对外宣扬，伤害儿童的自尊心。

（二）丁樱

1. 对病因病机治法的认识

丁樱教授认为，遗尿的病因主要为胎禀不足，肾气亏虚，下元虚寒。

此外，也有因脾肺气虚、肝经郁热所致者。病机为肺、脾、肾三脏气化失常，膀胱固摄失司、约束无权，三焦气化无力。本病重在辨其虚实寒热，临床所见虚寒者多、实热者少，总以温补肾阳、固涩为治疗大法。

2. 常用方药及加减法

丁樱教授治疗小儿遗尿的经验方以五子衍宗丸、桑螵蛸散、缩泉丸组方加减，方以菟丝子、覆盆子、五味子、枸杞子、金樱子、甘草作为基础方。若遗尿次数多者，加桑螵蛸、益智仁；若困寐不醒者，加石菖蒲、郁金；肾阳虚者，加熟地黄、续断、淫羊藿、制何首乌；肾阴虚者加山茱萸；兼热重加黄柏、金银花、连翘、牡丹皮、泽泻；若梦中遗尿者，加酸枣仁、牡蛎；伴精神不振者，加党参、黄芪；食欲不振者，加山药、茯苓、焦山楂、焦六神曲。

（三）赵历军

1. 对病因病机的认识

认为小儿遗尿多由脾肺气虚、肾气不足或肝经湿热引起。肾为先天之本，主水司二便，若肾气不足，则闭藏失职，致使膀胱气化功能失调，不能制约水道而发生遗尿；肺主治节，通调水道，脾胃为后天之本，主一身津液运化，若脾肺气虚则上虚不能制下，致使无力约束水道而遗尿；肝主疏泄，可调畅气机，通利三焦水道，足厥阴肝经"绕阴器，至少腹"，若肝经湿热下注，可致决渎开合失司而引起遗尿。

2. 辨证施治经验

（1）肾气不固：以面白肢冷，腰腿酸软，智力较差为特点。治以温补肾阳，固涩小便之法。方用菟丝子散加减。

（2）脾肺气虚：以面色无华，神疲乏力，常自汗出，食欲不振，大便溏薄为特点。治以培元益气，固涩小便之法。方用补中益气汤合缩泉丸加减。

（3）肝经湿热：以尿黄量少，尿味臊臭，性情急躁易怒，或夜间梦语磨牙为特点。治以泻肝清热之法，方用龙胆泻肝汤加减。若痰湿内蕴，加胆南星、半夏；纳差、便溏者，加党参、白术；智力较低者，加菖蒲、远志；若困寐不醒，加麻黄；常自汗出，加煅牡蛎、五味子。

（四）马君蓉

1. 对病因病机的认识

马老认为遗尿症主要为肾及脾的功能异常所致，同时与肺的功能密切相关。任何类型的遗尿均为膀胱失约开合失司所致，遗尿病机根本在于肾之不足。肾阳不足为本病发生的根本，水湿的运化有赖于中焦之气的推动和蒸化，肺有通调水道、下输膀胱之功，与肾互为母子之脏，故肺的气化功能非常重要。

2. 辨证用药特点

马老自拟止遗灵加减治疗遗尿症，常用药：益智仁、乌药、巴戟天、枸杞子、菟丝子、芡实、淮山药、茯苓、炒白扁豆、白果、麻黄等。本方以温肾健脾、宣肺益气为组方核心，突出特点为麻黄的应用。在治疗遗尿时注重理肺之剂的应用。认为麻黄入肺及膀胱经，具有辛温发散、宣肺通阳化气之功，白果专入肺经，有收敛作用。理肺药麻黄、白果两药相配，一宣一敛，使水道通畅、膀胱开合有度，起到宣上通下、以上制下的作用。麻黄、白果两药的选用是本处方有别于其他方剂一味温补脾肾的特点所在，也是"以气治水，以肺治肾"。

五、护理

PNE 患儿无须住院治疗，因此家庭护理干预治疗成为治愈本病的关键环节之一。

（一）心理护理

患儿确诊后医护人员首先要与患儿及家长进行沟通，对病情进行评估，判定病情程度及家长对治疗的预期目标，与家长共同制定患儿的治疗方案。患儿由于经常尿床，大多有不安和羞耻感及恐惧家长指责、害怕同学嘲笑等心理。要告知家长发现患儿尿床后不要训斥患儿，要多安慰患儿，说明遗尿是一种疾病，是可以治愈的，家长要与患儿一起分析尿床的原因，要鼓励患儿有战胜疾病的决心，同时要替患儿保密，减轻患儿心理负担。当患儿遗尿减少时奖给患者以喜爱的礼物，树立自信心。

（二）饮食护理

治疗期间要注意对患儿的饮食调节，少食多盐多糖、辛辣刺激性食物，夜间睡觉前要控制患儿的饮水量，晚餐不要进食稀粥、汤汁类食物，中药汤剂也要在白天服完。嘱患儿临睡前要小便，排空膀胱，养成睡前排尿习惯。

（三）行为护理

PNE 患儿大多无须住院治疗，家庭护理成为治愈疾病的关键，医护人员要经常与家长沟通，建立良好的医患关系。首先建立病患卡片，定期电话随访，指导家长督导患儿按医嘱进行治疗。帮助家长设立患儿日程表，记录患儿每天的活动情况，如睡眠时间、白天的活动量、服药情况、饮食摄入情况、情绪等。当患儿尿床时，家长要与患儿共同整理床铺，最好每晚都要在患儿发生尿床的时间段，定时叫醒患儿排尿，以建立条件反射，一般需要 7 周左右。同时避免患儿过度兴奋、疲劳，睡前不要玩电脑或进行剧烈活动，以免扰乱患儿正常睡眠时间，导致尿床。

第三篇　学术经验传承

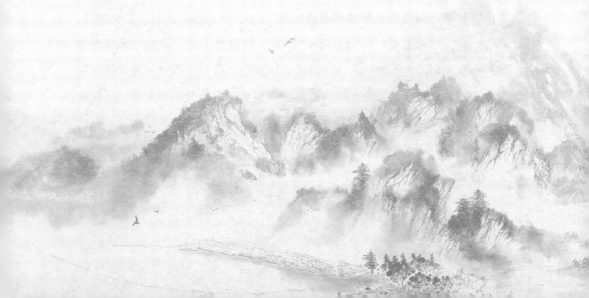

引言 程志源教授在 2013 年和 2018 年先后被评为金华市第一、二批名中医药专家学术经验传承项目指导老师；2021 年 12 月，启动"金华市程志源名中医工作室"建设项目。以下系继承人对程志源治学方法与学术经验的总结资料。

第一章
程志源学术经验概述

第一节
治学方法

中医学是一门经验医学，通过文献整理研究，学习传承前人的学术思想和实践经验是中医成才的途径之一。30 多年来，程老师恪守初心，把整理研究中医古籍、总结临床实践经验、传承发展中医学术作为一贯的追求。在繁忙的工作之余，坚持利用研究生课程进修学习、基层名中医培养等在职教育培训、各级各类科研课题研究等途径，勤求古训，了解进展，总结经验，传承带教。特别是近 10 年来，他结合中医专业性、地域性特点，通过国家、省、市、县各级科研立项课题，孜孜不倦地开展对临床有实际指导意义的以浙派中医和舌诊诊法为重点的古籍校注和点评、历代名医学术思想和临证经验整理等研究，已出版著作 11 部、撰写相关研究论文 40 余篇，为中医学术的传承和创新作出了不懈的努力。

一、在学习中进步

（一）跟师抄方，总结学习老师经验

教学实习、毕业实习和研究生进修期间，他通过跟随俞景茂、宣桂琪、盛丽先等国医名师学习抄方，将带教老师治疗各种疾病的医案进行归纳整理分析，从而学习和掌握了老师的临床经验。曾经整理国医大师何任先生治疗脘腹痛的经验方，后转化为中成药推广应用。

（二）在职研究生学习，提升医学理论水平

1999 年 9 月至 2000 年 12 月，他克服行政管理和业务工作繁忙的困难，两周一次赴学校参加首批同等学力申请硕士学位中医儿科学专业研究生课程进修学习。经过一年半时间的理论学习和跟师抄方进修，使自己的理论水平和临床实际工作能力有了很大的提升。

（三）基层名中医培养，再读经典促临床

2005 年 12 月至 2008 年 11 月，程老师参加首批浙江省基层名中医培养。坚持利用业余时间参加集中授课学习，重温了四大经典及《脾胃论》《小儿药证直诀》《幼幼集成》《医宗金鉴·幼科心法要诀》等必读和选读书目，写下了 10 余万字的读书笔记、10 篇读书体会（其中有 6 篇发表），整理了 60 个临床特色医案，撰写了 4 篇特色诊疗经验报告，经常学习到深夜。3 年的学习使程老师对经典理论的理解加深，得以更好地指导临床实践。最后程老师以优异的成绩通过结业考试考核，被省卫生厅授予"浙江省基层名中医"称号，并同时被中华中医药学会授予"全国基层优秀名中医"殊荣。

（四）继教培训考试交流，掌握医学新进展

程老师数十年如一日，坚持通过执业资格考试，学习和掌握医学基

本理论、基本知识、基本技能；通过学历和职称晋升考试，不断提升自己的医学理论水平和实际操作能力；通过参加各类继教班、培训班和学术交流，查阅期刊文献，学习和掌握医学新进展。

二、以教学促相长

（一）教学相长，温故知新

程老师曾受聘金华职业技术学院医学院兼职教授，兼任浙江省乡村医士培训学校武义分校、温州医学院成人教学武义班及金华职业技术学院医学院西学中班的教学工作，累计培训学生 350 余人次。通过课件准备和查阅资料，温故而知新，使自己的理论水平有了进一步的提升。

（二）学术经验传承

2011 年以来，程老师先后带教了传统医学师承人员 4 人、金华市名老中医药专家学术经验继承人 3 人，在指导学生学习的同时，也进一步提升了自己的理论与实践水平。

三、以科研提升技术水平

（一）大学课余注重科研能力培养

1984 年，程老师当选浙江中医学院首届大学生科协主席，在校期间，他组织大学生科技协会会员摘录我国 1949—1985 年国内公开发行的中医药期刊发表的急腹症中医诊治的文献 720 余篇，编写了《中医急腹症文摘》，通过阅读大量文献，在学习作者临床经验的同时提高了论文写作的能力。并利用假期，组织大学生科协会员开展"浙江省著名与特色中医调查"，初步掌握了我省名老中医的分布，同时也学到了一些特色疗法。

（二）研究各家学说，指导临床思维

本着"理论研究为临床服务""充分发挥中医药优势"的宗旨，结合中医学术地域性、儿科诊法特殊性的特点，程老师先后开展了温病病因病机学说的系统研究、浙派中医儿科学术思想研究、舌诊诊法研究、武义单方验方整理研究和地方中医药文化研究，在总结前人经验的同时，提高了自己的临床思辨能力。

四、在总结中提高

程老师善于总结历代名医的学术思想和自己的实践经验，先后主持或参与了《女科百效全书》《推求师意》《何廉臣医著大成·新纂儿科诊断学》《近代浙东名医学术经验集》《近代浙西浙南名医学术经验集》《浙江省中医儿科特色技术研究荟萃》《武义单方验方集》等具有地方特色和专业特点的古籍校注、点评和经验总结著作的编写。同时，先后在《中医杂志》《中华中医药学刊》《中国中医药信息杂志》《浙江中医药大学学报》《江苏中医》《中医儿科杂志》等期刊上发表了有关舌诊专著、浙派中医及其儿科学术思想总结评析和临床研究的学术论文。

第二节
学术成果

程老师中医基础理论功底扎实，具有较强的理论和临床科研能力。发表学术论文 30 余篇，参加学术会议交流论文 10 余篇，主持校注、点评古籍 5 部，参与编写著作 6 部。获县、市、省各级自然科学优秀论奖 12 篇。主持开展省级课题 4 项、县级课题 3 项，参与县级科研课题 5 项、市级课题 2 项，获县、市、省各级科技进步（创新）奖 6 项。在省内享有一定学术地位。

一、悉心阅读杂志，掌握医学动态，促进临床工作

程老师以"阅杂志，读经典，写综述，促临床"为治学方法，认为"阅杂志"与"读经典"相结合对"做临床"具有重要的指导作用。有些论文援引了经典原文，通过学习了解其所以然；有些论文没有说明经典依据，通过查阅原文可以使我们知其所以然，同时也可以加深对原文的理解。所以，平素善于将临床报道与《伤寒杂病论》等原文理论、现代药理研究结果及脉证方药分析相结合，先后对仲景方在肺系（哮喘、肺炎）、脾系等病证的临床应用进行分析，从而加深对经典理论与临床应用的理解，使理论与临床得以融会贯通。认为中医的特色和优势在于个性化治疗，同一张经方或验方用于不同的人须有加减。所以，无论是经方还是杂志报道的验方都需要灵活地掌握与运用。同时，利用万方数据库等检索工具，对小儿反复呼吸道感染外治法、小儿原发性遗尿中西医病因、病理（机）检查、治疗、护理及小儿多发性抽动症、多动症的诊断与治疗等研究进展进行综述，从而比较全面地掌握了有关常见病、多发病和疑难病的国内外研究进展，为更好地指导临床工作发挥了积极的促进作用。

二、潜心研究古籍，了解各家学说，指导临床思维

（一）开展温病病因病机学说的系统研究，为后学提供方便

程老师总结历代医家对温病病因和发病的认识，总结伏邪病因包括伏寒化温说、六淫伏邪说、阴虚内热说，新感病因包括温邪病因说、时行之气说、温毒病邪说、疫疠病邪说。关于温病发病，受邪途径包括口鼻受邪说、皮毛受邪说，客邪部位包括邪在肺胃说、邪在募原说、邪在中焦说，传变特点为发病迅速、变化多端。其对温病病因病机学说的系统总结，为后学者学习温病学提供了方便。

（二）总结陈复正《幼幼集成》生育保健医学思想

程老师从禀赋与生育的关系、受孕前父母气血阴阳的调理、孕后养胎护胎以保胎儿正常发育、新生儿生活保健、小儿用药特点等方面总结了陈复正生育保健医学思想。

（三）研习《小儿药证直诀·记尝所治病二十三证》，分析钱乙理论特色

通过对《小儿药证直诀·记尝所治病二十三证》的分析，程老师总结出了钱乙有关小儿"易虚易实，易寒易热""肺常不足，脾肾常虚"的病理生理特点，运用五行生克乘侮理论解析病因病机、指导临床治疗、判断疾病转归，按发病时间辨五脏病位性质以确定治疗原则，以及"反治""异治"上工之治等临证经验。

（四）解读《脾胃胜衰论》，重视脾胃说

程老师通过对金元四大家之一李东垣所著《脾胃论》卷上《脾胃胜衰论》的解读，揭示了脾胃功能强弱与食欲肥瘦，心、肝、肺、肾与脾胃病的关系，指出了胃与心、肝、肺在升发阳气及脾胃在气血津液升发输布中的作用，探讨掌握了胃与脾病的病因症状及相互影响、脾胃病主要脉证及其治法、五行生克乘侮致脾胃病的证治、脾胃受病后阴阳气病的机理机制和治疗禁忌、脾胃病兼他脏病证治以及长夏之时脾胃病的立方原则，为后世医家对脾胃病的诊断和治疗起到了非常重要的指导作用。

（五）主持《女科百效全书》整理研究，总结明以前女科学术思想

2012年3月至2012年12月，程老师主持开展了国家中医药管理局中医药古籍保护与利用能力建设项目（2010GJ05）暨2011年浙江省中医药科技专项计划（2011ZZX001）项目——明代龚居中辑、清代刘孔敦增订的《女科百效全书》的整理研究。通过版本考证、校注研究，指出《女

科百效全书》系《校注妇人良方》及《胤产全书》等医著的辑录本。在肯定其学术价值的同时，指出其所述生男生女、转女为男之法等理论属于糟粕，应当摒弃。

（六）主持中医舌诊古籍点评研究，为儿科临床服务

儿科古称"哑科"，鉴于儿科临床诊法往往"舍脉从舌"的特殊要求，程老师把舌诊古籍作为研究重点，对元代的《敖氏伤寒金镜录》、清代的《伤寒舌鉴》《临症验舌法》《舌鉴辨正》《察舌辨症新法》等舌诊专著进行了深入的研究。2018年12月至2020年6月，程老师主持开展了中医舌诊古籍——元代《敖氏伤寒金镜录》和清代《伤寒舌鉴》的点评研究。对其成书过程与主要内容及其特点、学术思想和临床经验等进行了总结，对全文内容进行了点评。认为《敖氏伤寒金镜录》的辨证方法以脏腑和八纲辨证为主，病机多从"火热论"，立法多清热攻下，遣方多寒凉之剂。《伤寒舌鉴》的舌象分析，以六经分证为主、八纲与脏腑分证为辅；三阴证候，从《伤寒论》的以寒证为主转变为以热证为主；病机分析，大量地运用了五行生克和脏腑的理论；明确提出红舌与瘟疫有关；并首次提出白苔舌亦可见于热证。同时，明确指出了学习要点和注意事项，为中医舌诊理论的研究与传承发挥了一定的促进作用。

（七）开展浙派中医古籍研究，总结丹溪学派及温补学派儿科学术思想

程老师认为特定地域的环境和气候影响和形成了特定人群的体质和疾病谱，因而也就孕育了相应的医学学术流派。我们身处浙江，必须研究学习历代浙派中医之学术经验，在继承的同时，不断发展和创新医学方法，以适应浙江的自然、社会环境变化带来的新的体质和疾病类型。继承和学习历代医家的儿科学术思想，不仅要研读中医儿科流派的经验，还须学习杂病医家的儿科证治经验，均可从中获益。有鉴于此，他把浙派中医儿科学术思想的整理作为研究方向，以指导临床实践并发表分享给同仁。

1. 主持开展《推求师意》的整理研究

2020 年 1 月至 2020 年 12 月，程老师主持开展了"浙派中医系列研究丛书编撰工程"项目原著系列明代戴思恭著《推求师意》的整理研究，考证分析了《推求师意》的写作年代、版本概况、主要内容，并采用文献研究方法，对《推求师意》的版本刊行情况及部分存世版本特征进行考证；对其与《金匮钩玄》中疟、温病、手心热、小便不通、湿、郁病等 7 篇的相关内容进行比对，对其中小便不通、泄泻、内伤、中风、暑、注夏、溺血、痰饮、杂合邪治法等 9 篇所征引的理论进行分析，对其瘰瘰、痛风、内伤、郁病、火、痰饮、药病须要适当等 7 篇中戴氏补充的学术观点进行总结。结果发现《推求师意》现存版本 6 种，疑佚版本 5 种；其内容与《金匮钩玄》存在依附关系，疑是戴思恭师从朱丹溪的"跟师"与"读书"笔记；其引征理论涉及《内经》及张仲景、钱乙、陈无择和金元四大家；其学术思想取百家之长、贬世俗之短、宗丹溪之学而有所创新。认为《推求师意》以《金匮钩玄》为母本，刊行版本众多，著述方式独特，引征理论广博，学术特色明显，系研究丹溪学术传承和丹溪学派形成的重要文献之一。迄今未见的明嘉靖前 5 种版本有待后人挖掘考证，其与母本《金匮钩玄》的合参研究有待进一步开展。

2. 丹溪学派儿科学术思想研究

（1）朱丹溪儿科学术思想：浙派中医"养阴派"代表人物朱丹溪著《格致余论·慈幼论》，程老师总结朱丹溪育儿学术思想，认为小儿具有"阴长不足"之生理特点，主张不衣裘帛以免伤阴气，戒发热难化饮食以免伤肠胃，忌姑息骄养而免成小儿痼疾之害，调节乳母体质以免影响小儿生长发育，并对孕母生活不慎所致胎毒胎惊病案进行解读分析，呼吁儿科同道广为宣传以济芸芸小儿。又，通过分析整理《丹溪治法心要》《丹溪心法》《金匮钩玄》《丹溪手镜》和《脉因证治》等部分朱丹溪医著所载儿科病证 47 种，发现心肝系病证、脾胃系病证和疮疡肿毒类病证占其中 3/4 左右，其治疗原则注重泻肝火而扶脾阴，治疗方法多措并举且善于遣方化裁，内服剂型以丸、散、膏、丹为主，外治方法有涂、搽、掺、敷、贴、熏、洗等多种，制剂和使用方法因病情需要而极为讲究，其学术思想和临证经验值得后人学习和借鉴。

（2）虞抟儿科学术思想：程老师对丹溪学派虞抟的《医学正传·小儿科》的主要内容及其学术渊源进行归纳点评，并对其学术特点进行分析讨论，发现其中论述惊、疳、吐泻、痘疹之理法方药尤为详尽，而发搐、五痫二证全部录自《小儿药证直诀》。针对虞抟小儿脉法当6岁以下看虎口指纹、7岁以上方可切脉，"纯阳"年龄应以8岁为界的理论。程老师认为，根据小儿肌肤脉络发育规律，当以3岁以下看指纹为合适年龄，4岁以上小儿可根据个人体质差异看指纹和切脉两者结合诊视；关于小儿"纯阳"之说，认为从小儿生理特点分析，未成年人即为"纯阳之体"，通常情况下可将男孩16岁精未泻、女孩14岁经未行以前作为"纯阳"的年龄界限。而性早熟者属病理状态，另当别论。

（3）戴思恭儿科学术思想：程老师对丹溪学派戴思恭《推求师意·小儿门》的主要内容及其特点进行总结分析，并对学术渊源和特色及其对儿科临床的贡献进行了点评。认为，《推求师意·小儿门》是在继承朱丹溪学术思想和临床经验的基础上，引用《诸病源候论》《小儿药证直诀》等的学术观点，对小儿诊法、常见儿科病证的理法方药、变蒸理论进行了归纳和完善，使丹溪学派的儿科学术思想和临床经验得到了升华。

3. 对温补学派儿科学术思想的研究

（1）张景岳儿科学术思想：程老师通过分析明代浙派中医"温补学派"代表人物张景岳《景岳全书·小儿则》所载运用温补方药治疗小儿泄泻危重症的四则病案受到感悟，总结得出张景岳治疗小儿泄泻重症的3个特点：①喜用温补，善用参、附；②药不过剂，缓缓进补；③重视顾护脾胃之气。认为，所述病案病情跌宕，病势危重，诊疗思路描述细致，病史经过记录详尽，温补学术特色明显，堪为后人借鉴。

（2）冯兆张儿科临证经验：程老师对明末清初浙派中医冯兆张的临证经验研究发现，冯氏学究温补，辨证立法注重正气，尤重温补脾肾，善用引经药物；自拟加味八味丸和全真一气汤组方思路缜密，讲究药物炮制和服用方法，临床疗效显著。

三、开展实践研究，推广实用技术，造福一方百姓

（一）主持开展三伏天手法穴位按摩结合穴位贴敷预防小儿反复呼吸道感的研究

程老师主持的"三伏天手法穴位按摩结合穴位贴敷预防小儿反复呼吸道感染研究"表明，三伏天手法穴位按摩结合穴位贴敷能明显提高反复呼吸道感染患儿免疫球蛋白 IgA、IgG 和血清 Fe、Zn 含量，增强儿童免疫功能，改善体质，从而达到预防反复呼吸道感染的目的。

（二）致力辨体养生的应用研究，为地方养生产品的开发研究做贡献

程老师应用中华中医药学会发布的《中医体质分类与判定》标准，主持开展"武义温泉药浴辨体养生的临床研究"和"药酒辨体养生的试验研究"，证实武义温泉药浴对痰湿和阳虚体质者，具有温阳益气、活血通络、润养肌肤，降血脂、降血压、增强免疫功能的作用。降血脂药酒可改善痰湿体质；滋阴补血药酒可改善阴虚体质、增强免疫功能；龟鹿二仙药酒可降低血压、改善阳虚体质。从而为提高武义养生产品的科技含量、增强武义温泉的美誉度发挥了一定的作用。

第三节
临床经验

程老师勤于临证，擅长运用中西医结合方法治疗小儿厌食、腹泻、反复呼吸道感染、咳嗽、哮喘、夏季热、小儿多发性抽动症、小儿注意力缺陷多动症、遗尿、神经性尿频、腺样体肥大等儿科常见病、多发病和疑难病症，疗效显著，积累了丰富的临床经验。

一、四诊方法有偏重

（一）问诊必及饮食与大便

程老师认为小儿为病，易影响脾胃受纳与运化功能而导致食欲与大便的变化，应在辨证论治的同时酌加调理脾胃的药物。如：外感患儿，纳呆多加焦山楂、炒莱菔子；便秘多用炒莱菔子；便溏则去炒莱菔子，加苍术、藿香。

（二）望舌重于脉（指纹）诊

由于小儿就诊时，易哭闹不安而使心率加速影响末梢循环，致使脉搏或指纹不能客观反映病情，故程老师非常注重望舌象而很少候脉或望指纹。

二、崇尚"治未病"思想 倡导"个性化"科学养生观

（一）倡导儿童养成良好生活习惯

程老师临证时注重向家长宣传"若要小儿康，须留三分饥与寒"的小儿养育理念，强调小儿穿衣盖被不宜过暖、要顺应四季气候的变化；小儿饮食要有规律，不可过饱以免碍脾，要"吃好正餐，少吃零食""避免偏食，纠正厌食"，并嘱咐患儿忌食或少吃冰冻、寒凉、过甜、煎炸、烘烤食品；提倡养成良好睡眠习惯，按时睡觉避免睡眠过多或赖床；要求养成每天定时大便习惯，以保持腑气通畅。

（二）提倡"个性化"养生保健思想

程老师经常告诫人们，要遵循"顺其自然""因人而异，因时而异，因地而异""辨体养生"的养生原则，反对盲目跟风的养生方式。强调"养生先养心"，强调有规律的饮食、睡眠和运动习惯对健康的重要性，倡

导"睡子午觉"。在动静方式和运动项目的选择、运动量的控制等方面，主张遵循"因人而异，循序渐进，适可而止，持之以恒""个性化"的原则，因人、因时、因年龄、因性别而定。

三、重视临床经验积累和总结

（一）辨咳嗽病位有心得，疗效显著远近闻名

程老师根据咳嗽发作时间、伴随症状判断病变部位积累了丰富经验。他认为，夜间或早晨咳嗽，多为鼻咽部疾病，也多见于咳嗽变异性哮喘。治疗上，认为小儿"稚阴未长"，易为阴伤阳亢，即使外感风寒，亦多从阳化热，而以热咳居多。因此，临床遣方用药多从寒凉着手，而以疏风清热化痰为主。但小儿"易虚易实，易寒易热"，非热象明显，绝不轻用苦寒之品，所用基本方药多为轻清之品而非大苦大寒，故可免伤脾阳且易为患儿接受。"小儿久病必有血瘀食积"，故常以桃仁活血化瘀，焦六神曲消食和胃。

（二）辨厌食，重心因，结合心理行为干预治疗

小儿"肝常有余，脾常不足"，加之长辈娇生惯养、百般宠爱，任其恣意零食，养成不良饮食习惯，是导致脾虚肝旺厌食的主要原因。治疗方面，在以逍遥散合保和丸疏肝健脾消导的同时，嘱咐家长配合心理行为干预治疗：①由患儿自主进食；②帮助患儿养成定时进食、不吃零食的习惯；③采取适当的方式诱导患儿食用各种食物；④长辈以身作则，营造专心致志在餐桌上共同进餐的用餐氛围。如此标本兼顾，庶得效如桴鼓。

（三）首提"脾虚肝旺综合征"概念，辨治厌食寐汗磨牙疗效显著

小儿脏腑娇嫩，脾常不足，饮食不能自调，而家长溺爱孩子，唯恐其缺乏营养，喂养往往过度，过食高蛋白、高脂肪、高热量的食物，以致"厚味碍脾"；或任其所好，挑食偏食，导致营养偏颇；或生活无规律，进

食不定时，以致小儿脾胃功能紊乱。又小儿"肝常有余"，故小儿多动喜怒，父母视子女为掌上明珠，导致小孩我行我素、脾气暴躁、精神紧张，养成骄横之性。以上皆可导致小儿肝木旺盛而犯脾，则脾失健运、胃不思纳，而出现食欲不振、食量减少、夜寐多汗不安、面色萎黄少华、山根色青、形体消瘦、注意力差、急躁易怒、好动多啼等症状，程老师在大量临床观察的基础上大胆提出了以厌食，寐时出汗、磨牙、蹬被或睡时露睛，性格暴躁，或发黄稀疏少光泽、山根色青等为主要表现的"脾虚肝旺综合征"的概念。并以参苓白术散加减治疗，每每取得明显疗效。

（四）治小儿顽固性发热，善用新鲜铁皮石斛

小儿顽固性发热是临床常见的症状，以体温反复升高持续数日不退为主要表现，临床所见患儿较多。程老师认为，热病日久必耗气伤阴，加之反复应用退热药物发汗，更伤气阴。新鲜铁皮石斛味甘，性微寒，因其具有益气养阴清热作用而主要适用于发热时间较长、反复应用解热镇痛药发汗导致气阴两虚、余热未清的患儿。对发热 3 天以上者，擅长应用道地药材鲜铁皮石斛治疗，以缩短退热药的起效时间及体温降至正常的时间，减少体温复升的次数。

（五）治小儿遗尿和神经性尿频，重调脾肺二脏

尿液的生成与排泄，与肺、脾、肾、三焦、膀胱有着密切关系。遗尿的发病机制虽主要在膀胱失于约束，然与肺、脾、肾功能失调，以及三焦气化失司都有关系。程老师通过数十年临床观察，发现临床大多数遗尿和神经性尿频患儿伴有脾气虚弱运化无权的症状，如面色少华、自汗、寐汗、磨牙、纳呆便溏等，提出脾肺气虚，脾虚运化失职，不能转输精微，肺虚治节不行，通调水道失职，三焦气化失司，则膀胱失约，津液不藏，是小儿遗尿的主要病机。因此，临证治疗多以补益脾肺、固涩小便为法，选用补中益气汤加缩泉丸，以益气健脾为主，兼以补肺固肾之法，在缓解遗尿或尿频症状的同时，也可改善脾虚症状。

（六）从心、肝、脾论治抽动障碍共患注意缺陷多动障碍取得明显疗效

随着生活水平提高，小儿接触电子产品的频率越来越高，年龄越来越小，儿童多动症、抽动症发病率增高。总结程老师接诊病例发现，运动性抽动以挤眉眨眼、耸鼻抠鼻、耸肩扭肩为主，发声性抽动以清嗓为主，情绪行为异常以急躁易怒为主；多动冲动主要表现为好动难静，神思涣散，以注意力分散、做事拖拉、缺乏恒心为主；所有患儿均有脾虚肝旺表现，而以厌食挑食、难以入睡、多汗、磨牙等为主要表现。程老师认为，小儿阳、肝、心常有余，阴、脾、肺、肾常不足。"阳有余，阴不足"，则容易出现阴虚阳亢而多动少静或抽动频发；"肝有余，脾不足"，则易致肝风内动，脾虚聚湿生痰，风痰互动而多动或抽动；"心有余"，则易致君火偏盛而发为多动、抽动。程老师指出，心肝火旺、脾虚痰聚是抽动障碍共患注意缺陷多动障碍的体质和病理基础，临证常以太子参、山药、红芪、茯神、炙远志、炒酸枣仁、淮小麦、石菖蒲、蝉蜕、钩藤、青龙齿、石决明、炙甘草为基本方加减。舌苔厚腻，太子参改党参，加砂仁、炒苍术；多汗，加麻黄根、五味子；焦虑烦躁易怒，加柴胡、钩藤；情志抑郁、善太息，加郁金、合欢皮；注意力分散，加益智仁、柏子仁；厌食偏食，加焦山楂、焦六神曲；大便干结，加柏子仁、决明子。清嗓、耸鼻、噘嘴，加蝉蜕、僵蚕、白芷；眨眼，加枸杞子、菊花；摇头、耸肩，加全蝎、蝉蜕；面肌抽动、摆臂、鼓腹、蹬腿不止，加全蝎、地龙、蜈蚣。程老师还指出，急性发作期，要酌情加用虫类药物息风止痉，剂量应由轻到重，见效后逐步减量直至停用，"中病即止"以免伤及肝肾功能。缓解期，以健脾养心柔肝为主，调整阴阳平衡以巩固疗效。服药只是治疗中的一项措施，家长和老师的配合、轻松和谐的生活和学习环境、患儿强壮的体质更为重要。

第二章
程志源临证经验举隅

第一节
诊治小儿脾虚肝旺综合征经验

引言 程老师将临床所见小儿厌食、多啼磨牙、形体消瘦、面色萎黄、注意力差、急躁易怒、盗汗、夜寐不安等症状归于脾虚肝旺综合征，其病机为脾失健运、肝失疏泄，病变主要脏腑在脾胃，并与肝有密切联系。程老师应用经验方童参柴胡汤治疗脾虚肝旺综合征，取得显著临床疗效。

一、病因病机

程老师认为，小儿脏腑娇嫩，脾常不足，饮食不能自调，加之父母溺爱，唯恐其缺乏营养，喂养往往没有节制，过食高蛋白、高脂肪、高热量的食物，以致"厚味碍脾"；或任其所好，挑食偏食，导致营养偏颇；或生活无规律，进食不定时，以致脾胃功能紊乱。又因小儿肝常有余，故小儿多动喜怒，父母视子女为掌上明珠，对小孩的要求常常曲意顺从，导致小孩我行我素、脾气暴躁、精神紧张，养成骄横之性。以上皆可导致小儿肝失疏泄、脾失健运、胃不思纳，而出现食欲不振、食量减少、啮齿磨牙、夜寐多汗不安、面色萎黄少华、山根色青、形体消瘦、注意力差、急躁易怒、好动多啼等症状，程老师将这一系列症候群归于脾虚肝旺综合

174

征。若治疗不及时，病情进一步发展，可导致患儿免疫功能下降，百病丛生，其中最常见的是反复呼吸道感染和发育迟缓。因此该综合征的基本病机在于脾失健运，肝失疏泄，病变主要脏腑在脾胃，且与肝有密切联系。

二、辨证用药

在治疗小儿脾虚肝旺综合征的方剂方面，程老师也做了深入的研究。《育婴家秘》曰："芽儿嫩小不耐伤，针灸汤药莫妄尝。"何况小儿脾虚肝旺之证，虚实夹杂，若妄行汤药，则损娇嫩之身心。即便有可攻伐之症，药治亦不宜苦寒峻猛。程老师认为应用抑肝扶脾之品，既损其肝之有余，又补其脾之不足，顺其之胜而治之，则无虚虚实实之弊。根据其临床经验，制定出治疗小儿脾虚肝旺综合征的经验方"童参柴胡汤"。药物组成：太子参（又名童参）、柴胡、赤芍、白术、茯苓、炒白扁豆、砂仁、山药、炒鸡内金、陈皮、焦六神曲、炒山楂、浮小麦、麻黄根、钩藤、蝉蜕、炙甘草。方中太子参味甘苦微温，有补益脾肺、益气生津之效，与白术、茯苓、炒白扁豆、山药合用，能健脾益气助运；砂仁、陈皮醒脾开郁，以上诸药主要针对脾虚肝旺综合征之脾虚的治疗。柴胡、赤芍疏肝凉血活血；钩藤味甘苦微寒，清热平肝、息风止痉，与蝉蜕合用，既可凉肝止惊安神，又可防肝木乘克脾土；浮小麦、麻黄根益气、升阳、止汗；炒鸡内金、焦六神曲、炒山楂消食导滞；甘草健脾和中，调和诸药。全方共奏健脾助运、理气和胃、平肝安神之功，与小儿脾虚肝旺综合征的病机十分契合。若腹胀腹痛者加厚朴、川楝子；久泻者加肉豆蔻；长期便秘者加槟榔、大黄；出汗多者加黄芪；贫血者加炒当归、制何首乌；鸡胸者加龙骨、牡蛎等。

三、体会

小儿脾虚肝旺综合征就其病因而言，除饮食不节、喂养不当外，情志失调也是一个主要原因。其病位虽在脾胃，但与肝有着密切的关系。小儿脾常不足，受纳、运化能力相对薄弱，而脾胃之运化输布有赖于肝之疏泄，《素问·宝命全形论》云："土得木而达。"小儿肝常有余，肝主疏泄，调畅气机，如情志不遂，久之肝气郁结，肝失疏泄，横逆犯胃，则脾不健运，胃不受纳。故临床上除表现为脾常不足、脾失健运的症状外，多伴有脾气急躁、易怒、好动多啼、山根色青、形体消瘦、注意力差、夜寐不安、咬齿磨牙、大便不调等肝旺症状。其病理关键主要是肝旺脾虚，运化不足。治疗上程老师采用经验方"童参柴胡汤"健脾助运、理气和胃、平肝安神，以恢复其正常的受纳、运化功能。在药物治疗的同时，程老师亦强调，家长要积极配合，给予患儿心理行为干预治疗，让患儿保持良好的情绪，既不要对孩子百依百顺，也不要经常打骂，方能取得更为理想的疗效。

（吴苏柳　整理）

第二节
小儿咳嗽证治经验

引言　程老师认为，小儿咳嗽病因以肺脾气虚为本，以风、痰、食、瘀为标，擅长以咳嗽时间和伴随症状判断病变部位，从疏风清热化痰、宣肺理气止咳、活血化瘀通络、健脾和胃消食立法，遣方善用药对，非热象明显绝不轻用苦寒之品，重视忌口，疗效明显。

咳嗽，作为一种症状可以出现在所有肺系病证中。肺系，上贯鼻咽下络肺泡，凡鼻及鼻窦、咽及咽峡、腺样体及扁桃体、喉、气管及支气管、毛细支气管及肺泡、胸膜等部位的病变都可出现咳嗽症状。由于小儿藩篱疏，肌肤嫩，卫外功能不足，且寒暖不知自调，易于外感时邪；又小儿脏腑娇嫩，最易病邪入里或内伤痰食而难驱邪外出以致肺失宣降，故临床所见咳嗽患儿甚多。

一、对病因病机的认识

程老师认为，"本虚标实"为小儿咳嗽的基本病理特征，标实为风、痰、食、瘀，而本虚主要为肺脾气虚。小儿形气未充，肺气常虚，腠理疏松，卫外不固；而脾常不足，易于痰湿内停。若外感风邪，则易引动伏痰，风痰互结，闭阻肺气，宣降失司而出现咳嗽；又小儿脾气虚，运化功能不足，且饮食不知自节，易致食积不化；小儿久病必虚，虚则气血运行不畅而成瘀，气血瘀滞于肺则聚湿成痰。故"小儿久病必有血瘀食积"。另外，程老师还认为，小儿为"纯阳"之体，阳常有余而阴常不足，即使外感风寒，每易入里化热，故小儿咳嗽以热病居多；且肺为娇脏，肺脾阳气不足，易使风邪犯肺而成高敏状态。

二、以咳嗽时间及伴随症状判断病变部位

根据多年临床实践，程老师擅长以咳嗽的发作时间、伴随症状来判断病变部位。认为夜间或早晨咳嗽，多为鼻咽部疾病，常见的有鼻炎或 / 和鼻窦炎、疱疹或滤泡性咽（峡）炎、扁桃体或（和）腺样体肥大等，也多见于咳嗽变异性哮喘。其中，鼻炎 - 鼻窦炎咳声重浊，多伴有夜间鼻塞或口臭、鼻衄、恶心或前额头痛昏蒙，咽后壁可见黄绿色或白色浓涕；疱疹 - 滤泡性咽（峡）炎或咳嗽变异性哮喘以干咳为主，可伴有咽痒，咽后壁或咽峡可见细小疱疹、透亮滤泡甚则胬肉增生；急性咽 - 喉炎可表现为犬吠样咳嗽，多伴声音嘶哑；扁桃体 - 腺样体肥大引起的咳嗽，多伴有睡眠时打鼾、张口呼吸。

三、立法与遣方特点

根据以上辨证与辨病相结合的思想，程老师治疗咳嗽多从疏风清热

化痰、宣肺理气止咳、活血化瘀通络、健脾和胃消食四方面入手，兼顾全面。组方特点是用药味数多而用量轻，且善用药对如：金银花 – 连翘、蝉蜕 – 射干、紫苏子 – 紫苏梗、半夏 – 浙贝母、葶苈子 – 桑白皮、半夏 – 厚朴、桃仁 – 杏仁、藿香 – 佩兰、柴胡 – 葛根等。同时考虑小儿"易虚易实，易寒易热"的特点，非热象明显绝不轻用苦寒之品，所用基本方药多为轻清之品而非大苦大寒，若因热盛而用苦寒药物则亦"药不过剂，中病即止"。常用基本方：金银花、黄芩、连翘、桔梗、射干、蝉蜕、防风、紫苏子、紫苏梗、桃仁、杏仁、陈皮、姜半夏、浙贝母、焦六神曲、甘草等。随证加减法：鼻塞流涕明显，加白芷，白涕加辛夷，脓涕加败酱草；咳嗽剧烈，加葶苈子、僵蚕；喘息，加炙麻黄；打鼾、张口呼吸，加山慈菇；鼻衄，加白及；大便干加炒莱菔子；大便溏加苍术。

综上所述，程老师辨治咳嗽从小儿生理病理特点出发，注重小儿本虚标实的病因病机，擅长以咳嗽时间及伴随症状判断病变部位，从疏风清热化痰、宣肺理气止咳、活血化瘀通络、健脾和胃消食立法而善用药对，强调防治结合，临床疗效显著。

（陶小华　整理）

第三节
健脾法治疗小儿神经性尿频

引言　本文通过典型病案分析，探讨程志源以健脾为主佐以益肺固肾缩泉治疗小儿神经性尿频的经验。表明健脾固肾能够增强患儿膀胱固摄力，促进膀胱神经功能恢复，缓解尿频临床症状，提高患儿的生活质量。

小儿神经性尿频，也称白天尿频综合征，是儿童时期较为常见的疾病。该病好发于学龄前儿童，尤以4~5岁为多。西医学认为，本病以膀胱过度活跃伴频繁无控制的收缩为发病基础，其病因不明，可能与大脑皮质发育不完善，高级中枢对脊髓排尿中枢的抑制能力差，以及焦虑、紧张、惊吓等精神因素致膀胱神经功能失调等有关。现举程老师运用健脾法治疗小儿神经性尿频病案两则。

病案一

陈某，男，4岁，2014年2月7日就诊。主诉：尿频2个月。现病史：患儿2个月前因外感咳嗽诊断肺炎曾住院治疗，其后数日频频小便，每日20次左右，量少色清，无尿痛，疲劳或紧张时加重，夜寐后尿频症状消失。胃纳欠佳，精神、活动、睡眠、大便均正常。查体：神志清，精神好，面黄唇淡，形体消瘦，活动自如，咽不充血，扁桃体无肿大，心肺听诊无殊，腹平软，全腹未及包块，双肾区无叩痛，NS（﹣）。舌淡红，苔薄白。辅助检查：多次尿常规检查均阴性，双肾输尿管膀胱B超、尿液培养均未见异常，排除泌尿系感染、糖尿病、膀胱结石、包茎、尿道下裂等。中医诊断为尿频（神经性尿频），辨证为脾肺气虚。治宜健脾益气，补肾固摄。方用补中益气汤加减，处方：炙黄芪6g，党参6g，炒白术4g，炒当归4g，升麻4g，柴胡4g，陈皮6g，炙甘草4g，益智仁6g，怀山药6g，炙麻黄6g，石菖蒲6g，生白芍4g，菟丝子6g，五味子4g。每日1剂，水煎150mL，分2次口服。服药1周后，尿频症状减轻，每日排尿次数明显减少，继续用上方治疗1周。1周后患儿尿频症状消失，继续巩固用药1周，停药3个月后随访未复发。

【按语】本患由于肺炎，长期应用药性寒凉的抗生素治疗，导致肺脾气虚，膀胱失约，小便频数，淋漓不尽。因非热邪而属气虚，故无尿痛，并见面黄纳差等脾虚症状。治宜益气健脾，升提固摄缩尿。方用吴氏补中益气汤加减，其中党参、黄芪、白术、升麻、柴胡、当归、陈皮、炙甘草健脾益肺，升阳举陷；山药、益智仁、菟丝子、五味子益肾固摄。

病案二

周某某，男，5岁，2012年3月26日就诊。主诉：尿频1周。现病史：患儿在1周前无明显诱因下出现尿频，平均10余分钟1次，每次尿量少，尿色清，无尿痛，无腹痛，夜寐后尿频症状消失，有寐汗，食纳差，挑食，大便溏，每日一解。查体：神志清，精神好，面色萎黄，形体消瘦，活动自如，咽不充血，扁桃体无肿大，两肺呼吸音清，心脏听诊正常，腹平软未及包块，肝脾肋下未及，双肾区无叩痛，NS（－），舌淡红苔白腻。辅助检查均未见异常。中医诊断：尿频，辨为脾虚夹湿证。治宜益气健脾，渗湿固摄。方用参苓白术散加减。处方：太子参 10g，茯苓 6g，白术 6g，炒白扁豆 6g，砂仁 3g（后下），薏苡仁 10g，怀山药 6g，炙甘草 4g，炒鸡内金 6g，焦六神曲 6g，炒山楂 6g，桑寄生 6g，乌药 4g，钩藤 4g，柴胡 4g。每日 1 剂，水煎 150mL，分 2~3 次口服。服药 1 周后，尿频症状基本消失，诸症好转，继续用上方治疗 2 周，停药半年后随访未复发。

【按语】本案由于脾虚夹湿、膀胱失约所致，临床所见小便频数，大便稀溏，面色萎黄，形体消瘦，神疲倦怠等脾气虚的表现，治疗宜益气健脾，渗湿固摄。方用参苓白术散加减，用太子参、茯苓、白术、炙甘草补脾益气，山药、炒白扁豆、薏苡仁健脾化湿，砂仁、桔梗理气和胃，通调水道，炒鸡内金、焦六神曲、炒山楂消食助运，钩藤、柴胡疏肝以运脾，桑寄生、乌药益肾固摄。诸药合用，补气渗湿，益肾固摄，行其气滞，恢复脾胃受纳与健运之职。

正常情况下，1 岁半小儿即可自动控制排尿，3 岁时每日排尿 11 次左右，学龄前和学龄期排尿逐渐减少到 6~7 次。一般幼儿每日尿量 500~600mL，学龄前 600~800mL，学龄期 800~1400mL，尿量不增而排尿次数增加为尿频。此类患儿的排尿系统并无器质性病变，膀胱容量正常。每天排尿 15~25 次为轻型，每天排尿大于 25 次为重型。一般认为，小儿尿意频繁可能与大脑皮层发育不完善，对排尿中枢抑制能力较弱，膀胱功能失调有关，也可能与中枢或周围神经病变引起膀胱尿道调节功能失常有关。本病属中医淋证范畴，为气淋，属虚证。正如《素问·脉要精微论》所说："水泉不止者，是膀胱不藏也。"尿液的正常排泄有赖于膀胱的气化，小儿脏腑娇嫩，形气未充，"脾常不足"，"肾常虚"，且易受各种因素影响，若后天失养、调摄不当或久病用药，易致脾肾虚弱。脾气亏虚，则食少纳呆。升降无权，土虚不能制水，膀胱气化无力，水液失制，则"溲便为之变"而小便频数。肺虚则"上虚不能制下"，可致水液传输、代谢、固摄失常而引发本病。基于文献的中药复方治疗小儿神经性尿频用药规律的研究结果表明，中药复方治疗小儿神经性尿频多以补为用，多选用补肾固涩缩尿之品。我们结合该病患儿在出现尿频的同时，大多伴有脾气虚弱运化无权的症状，如面色少华、自汗、寐汗、磨牙、纳呆、便溏等的特点，以益气健脾为主，兼以补肺固肾之法治疗本病，在缓解尿频症状的同时，可以改善脾虚症状。再者，本病肾虚明显者可加五子衍宗丸；肺气虚甚者可加玉屏风散；兼湿热者可加黄柏、萹蓄、瞿麦、石韦。治疗本病还应消除患儿的不良心理因素，鼓励患儿说出使他烦恼的事情，对患儿要有耐心，不要打骂训斥。综上所述，本病通过益气健脾为主、补肺固肾为辅的治疗方法，能够获得满意的疗效。

（徐艳芳　整理）

第四节
辨证论治儿童鼾症经验

引言　本文回顾性总结分析了程老师接诊的 265 例"鼾症"患儿的主证、主方、辨证用药经验及其对儿童鼾症古病名、病位病性、病因病机、起居调理的认识。

儿童鼾症，多见于腺样体肥大患儿，表现特征为睡眠时打鼾、张口呼吸，常并发扁桃体肿大、鼻炎鼻窦炎、鼻息肉、分泌性中耳炎，严重的会导致腺样体面容、生长发育迟缓、情绪障碍、注意力不集中、坐立不安、学习困难。近年来，腺样体肥大患儿不断增多，手术切除腺样体和扁桃体有麻醉风险，且并发症多、复发率高，有些孩子手术后抵抗力明显下降。中医药治疗可明显缓解打鼾、张口呼吸症状，使儿童安全度过腺样体肥大敏感期，因而渐受青睐。

一、病名考略

考中医文献，鼾症古称"鼾眠"，如《诸病源候论·鼾眠候》谓："鼾眠者，眠里喉咽间有声也。人喉咙，气上下也，气血若调，虽瘥寐不妨宣畅；气有不和，则冲击喉咽而作声也。"有因"鼻窒"（相当于西医"鼻炎""鼻息肉"）所致者，如《本草纲目·百病主治药·鼻》载："鼻窒，是阳明湿热，生息肉。"有由"颃颡不开"（相当于西医"腺样体肥大"）引起者，如《黄帝内经灵枢集注·忧恚无言》曰："因颃颡不开，分气失也。盖以申明颃颡乃腭之上窍，口鼻之气及涕唾之从此而相通者也。"（《灵枢识·经脉》："志云：颃颡，腭上窍也。"《中医辞典·颃颡》："颃颡（háng sǎng 杭嗓），指咽后壁上的后鼻道，是人体与外界进行气体交换的必经通路。足厥阴肝经过此。相当鼻咽部。"）亦可由"乳蛾"（西医称"扁桃体肥大"）导致，如《外科十法·乳蛾》记录："乳蛾生喉间，状如乳头。一边生者，名单乳蛾，两边生者，名双乳蛾。"《外科心法要诀·乳蛾》谓："此证由肺经积热，受风凝结而成。"

二、辨证论治

经总结分析 2018 年 1 月至 2023 年 6 月程老师在我院接诊的 265 例"鼾症"患儿，其主证为睡眠时打鼾、张口呼吸，用药以山慈菇、夏枯草、皂角刺、蝉蜕、姜半夏、制厚朴、炒枳实、焦六神曲为主方，按以下证型随证加减治疗。

1. 风热犯肺型

症状多伴有鼻塞或流涕，或咳嗽无痰，舌（淡）红，苔薄白（腻），咽红，或扁桃体红肿。治拟疏风清肺，化痰散结。常合用金银花、连翘、炒黄芩、炒牛蒡子、防风、射干、桔梗、白芷、辛夷、陈皮、生甘草。涕脓稠加败酱草；扁桃体红肿加重楼。

2. 痰热蕴结型

症状多伴有鼻流脓涕，口臭，或咳嗽脓痰，舌红，苔（薄）黄（厚）腻。治拟清热化痰，祛瘀散结。常合用金银花、连翘、射干、桔梗、桃仁、昆布、余甘子、生甘草。病程长、扁桃体和/或腺样体肥大明显者，加三棱、莪术。

3. 脾虚痰湿型

症状多伴有形体肥胖，鼻流白浊涕，或咳嗽白痰，舌淡，苔（薄）白（厚）腻。治拟健脾益气，化痰散结。常合用炒党参、炒山药、茯苓、炒白术、砂仁、石菖蒲、制远志、陈皮、炒紫苏子、紫苏梗、炙甘草。大便溏黏，加干姜、炒苍术。

4. 脾虚肝旺型

症状多伴有厌食、偏食，夜寐不安，磨牙，多汗，性格暴躁，大便数日一行，好动少静，注意力分散，舌淡红，苔薄白（黄）。治拟抑肝扶脾，消积散结。常合用太子参、山药（或炒）、茯苓、白术（或炒）、炒鸡内金、焦山楂、钩藤、柴胡。大便干结，加余甘子、瓜蒌子。

三、讨论

鼾症，多见于腺样体肥大患儿。腺样体是位于鼻咽顶和后壁交界处的淋巴组织团块，在免疫系统的发育中起着重要作用，并作为对感染的防御，是第一个与呼吸道和消化抗原接触的免疫器官。文献综述表明，腺样体在 2~6 岁时生理性增生最明显，10 岁开始逐渐萎缩。腺样体肥大（adenoid hypertrophy，AH）的病因尚不完全清楚，可能与感染、过敏、免疫反应或遗传因素有关。近年来，随着生活方式及饮食结构的变化，本病发病率为 9.9%~29.9%，呈逐年上升趋势。临床症状常伴有呼吸方式的改变，如打鼾、张口呼吸、鼻塞、流涕等，会导致慢性鼻窦炎、儿童颌面发育畸形，出现腺样体面容，并发阻塞性睡眠呼吸暂停综合征，影响语言、身体和智力发育，干扰学习、认知功能，出现心理、行为问题。目前西医保守治疗多采用白三烯受体拮抗剂或鼻喷激素为主要手段，以腺样体切除术为治疗腺样体肥大的最有效方式，虽在短期内可以缓解症状，但手术切除治疗也有术后出血、感染、复发的可能，有研究认为腺样体过早切除会影响免疫功能，以致部分家长难以接受。而中医药治疗小儿腺样体肥大，具有副作用小、不易复发、无创伤等特点，优势显著，更易接受。因此，中医药治疗屡见报道。袁斌教授从"气血"论治，认为气血瘀阻、肺脾气虚贯穿本病始终，主张治分缓急，急性期解毒散结、活血化瘀为主，缓解期补益脾肺。周小军教授从"痰"论治，认为本病病理因素为"痰"，虽病位在肺但以治脾为根本，常以升麻、蒲公英、干鱼腥草、白芷、辛夷、广藿香、石菖蒲、茯苓、薏苡仁、夏枯草、川芎为基础方，随证加减。常克教授则从"痰瘀"论治，认为本病病机以脾虚为本，痰瘀为标，治疗分3个阶段，前期以疏散表邪、消痰祛瘀为治则，后期着重于健脾，脾运则气血津液得以正常布散，水湿痰饮无以聚化，则不会痰凝瘀阻。张涤教授从"痰热"论治，认为鼾症属"痰核"范畴，无论外感时邪或夹食滞，易从热化，以致痰热郁结，肺气不利，治以清热化痰，软坚散结，宣畅肺气。

程老师从事儿科工作近40年，临床经验丰富。他认为，鼾症可归属于肺系病证，病位在鼻咽部而病变当责之于肺、脾，病性属本虚标实，以肺脾气虚为本，风热、痰结、血瘀、食积为标。肺为水之上源，主治节而通调水道，肺气虚则通调治节功能失司，水液停聚凝结成痰；脾主运化水谷和水液，脾虚则水谷不得运化而食积化热，水液不得运行而聚湿成痰；腺样体肥大可理解为"肿"，肿胀日久可导致局部血液循环不畅而成"瘀"。痰、食、瘀既为病理产物，又成致病因素，互为因果。治疗当审证求因，分风热犯肺型、痰热蕴结型、脾虚痰湿型、脾虚肝旺型论治。急则治标以"消散"为核心，意取消积散结，消散体内有形积滞，祛除病邪，但须中病即止；缓则治本健脾益肺，以求长治久安。

程老师以为，无论西医、中医，任何治疗手段都是治已病之病，只是缓解鼾症的一种措施，而《黄帝内经》言治未病者为圣人，未病先防，起居有时，饮食有节，情志调和，提高自身免疫力，防止复发才是解决问题的关键。因此他还非常注重患儿生活调理，要求患儿在生活中注意以下几点：①保证足够睡眠，加强体育锻炼，补充维生素 D 和微量元素锌，提高机体免疫力。②预防感冒以减少鼻炎鼻窦炎、扁桃体和腺样体感染的机会。③忌食过甜、煎炸、烘烤、冷冻、寒凉食品，少吃肉类特别是猪肉，多吃蔬菜、豆类和优质蛋白（鱼和蛋）以增加营养。④检测过敏原，不吃容易过敏的食物。⑤早晚（特别是雾霾天气）戴口罩，避免过敏原刺激。

（李青　整理）

第三章
程志源临床医案精选

病案一　咳嗽变异性哮喘

王某，男，5岁。

主诉：反复咳嗽1个月余。

病史：患儿1个月余前出现咳嗽，病初曾发热，伴鼻塞流涕，曾先后口服头孢克洛、阿奇霉素抗感染治疗，发热、流涕消失但咳嗽迁延不愈。刻下咳嗽临睡前或凌晨时明显，有时咯痰不畅，咳甚作呕，胃纳一般，大便尚调。既往患儿有婴儿湿疹史。

体格检查：咽充血，两肺听诊无殊。舌质红，苔薄白腻，脉细。

辅助检查：血常规检验示白细胞、CRP未见异常。胸部X线检查未见明显异常。

西医诊断：咳嗽变异性哮喘。

中医诊断：咳嗽（风咳）。

辨证：风痰犯肺。

治法：疏风清肺，化痰止咳。

处方：金银花6g，黄芩6g，连翘6g，射干4g，蝉蜕6g，防风6g，炙麻黄6g，葶苈子4g，桔梗4g，炒紫苏子6g，紫苏梗6g，桃仁4g，苦杏仁4g，姜半夏4g，陈皮6g，浙贝母6g，焦六神曲6g，生甘草4g。4剂。

二诊：家长诉患儿阵发性、痉挛性咳嗽缓解，仍有咳痰不畅，大便偏干，舌质红，苔薄白腻。原方去葶苈子、炙麻黄，加炒莱菔子6g、厚朴6g，4剂。

三诊，患儿咳嗽已基本消失，咳止痰消，纳可便调，舌淡红，苔薄白，指纹淡红。证属肺脾气虚，治拟健脾益肺，调理善后，参苓白术散加减：太子参、煅龙骨、煅牡蛎、炒薏苡仁各10g，炒鸡内金、生山楂、连翘、山药、陈皮、焦六神曲各6g，炒白术、茯苓、桔梗、炒扁豆、姜半夏、炙甘草各4g，厚朴、砂仁各3g。3剂。

【按语】咳嗽变异性哮喘（cough variant asthma，CVA）又称过敏性咳嗽、咳嗽性哮喘、变异性哮喘。本病以咳嗽为主要症状，临床特点主要为夜间、清晨或活动后发作性阵咳而无明显喘息，理化检查正常，抗生素治疗无效，有时可因上呼吸道感染诱发，可反复发作、迁延不愈。中医学历代著作中尚未见有与本病相对应的病名记载，从该病的发生、发展所表现出的临床证候特点分析，众医家大多将其分属于"咳嗽""风咳""肺痹""肺痿""百日咳""咽源性咳嗽"等不同疾病范畴。该病患者多因体质特异或病后体虚，肺卫不固，易受邪侵。"本虚标实"为小儿咳嗽的基本病理特征，标实为风痰食瘀，而本虚主要为肺脾气虚。小儿形气未充，肺气常虚，腠理疏松，卫外不固；脾常不足，易于痰湿内停。若外感风邪，则易引动伏痰，风痰互结，闭阻肺气，宣降失司而出现咳嗽；又小儿脾气虚，运化功能不足，且饮食不知自节，易致食积不化；小儿久病必虚，虚则气血运行不畅而成瘀，气血瘀滞于肺则聚湿成痰。故"小儿久病必有血瘀食积"。另外，小儿为"纯阳"之体，阳常有余而阴常不足，即使外感风寒，每易入里化热，故小儿咳嗽以热病居多；且肺为娇脏，肺脾阳气不足，易使风邪犯肺而成高敏状态。该病证属本虚标实，肺卫阳气虚弱为本虚，风邪夹寒夹湿、肺气闭阻为标实。肝失疏泄、肝郁化火或肝阴不足均可导致肝肺气机不调，气血失和，升降失常，肺气上逆而咳。所以，除急性发作期以疏散外邪治疗外，还应注重对缓解期肺脾气虚的调理。

方中金银花、连翘、黄芩、射干、蝉蜕味甘或苦，性寒或微寒，为疏风清热队药。其中金银花与连翘配伍，取"银翘散"意，再配炒黄芩上清肺之余热，凡外感热病，无论热邪在表在里、在气在血均可应用；射干配蝉蜕，共奏疏风清热利咽之功。陈皮、紫苏梗、桔梗、浙贝母、半夏、炙麻黄、杏仁、紫苏子、葶苈子为理气化痰、止咳平喘队药，味皆辛苦而性多温。辛开苦降则使肺气通利，性温则可监制清热队药之寒性。其中麻黄配杏仁、桔梗配紫苏梗，一宣一降，相辅相济，止咳平喘作用显著，无论寒证、热证均可配伍应用；射干配麻黄、杏仁配浙贝母，一温一凉，一主治气，一主治痰，二药合用，俾气利痰消而咳喘自平；紫苏子与杏仁相须配伍，可增强降气消痰、止咳平喘作用，两者皆有润肠通便功效使腑气通而肺气宣；紫苏子配陈皮，理气化痰，润燥相宜，使润而不留痰、燥而不伤阴；紫苏子、紫苏梗、半夏相配，温中降逆止呕；半夏与陈皮，性味皆属辛温，取"二陈汤""同气相求"之意，共奏燥湿化痰之功；半夏与黄芩，寒温并用，辛开苦降，可增化痰降逆止呕作用；桃仁活血化瘀，与杏仁为伍，一入血一入气，共奏止咳平喘之功效；炒莱菔子与焦六神曲配伍，共同发挥消食理气化痰作用。全方寒温并用，宣降共施，俾余热得清、痰瘀积食得化，肺与大肠气机通畅而咳止喘平。

病案二　肝阴不足哮喘

赵某，男，6 岁。

主诉：反复发作哮喘 1 年余。

病史：患儿近 1 年来反复发作哮喘，每次发病当天或前 1 天出现情绪不稳、冲动任性、烦躁易怒、哭闹瘨骂，并伴有出汗、纳呆、大便干结。刻下气喘，哮鸣，好动，自控能力差。

查体：两肺可闻及大量哮鸣音。舌质红，苔薄黄，脉弦细。

理化检查：血常规和胸部 X 线检查结果均正常。

诊断：哮喘。

辨证：肝阴不足，肝风引动伏痰。

治法：滋阴潜阳，息风化痰。

处方：杭白菊、钩藤、杭白芍、玄参、生地黄、桑寄生、夜交藤、朱茯苓、浙贝母、黑苏子、炙麻黄、炒莱菔子、焦六神曲各 6g、生龙骨、生牡蛎各 10g（先煎）、僵蚕、苦杏仁各 4g、生甘草 3g。3 剂。

二诊：情绪稳定，哮喘缓解，大便畅，舌苔脉象如前，两肺听诊仍有哮鸣音。拟守原方续进 7 剂。

三诊：症情稳定，纳便正常，两肺哮鸣音消失。改服六味地黄丸合参苓白术散加减治疗，后 2 个月未发。

【按语】《素问·阴阳应象大论》说："阴静阳躁。"即阴主柔静，阳主刚躁。《素问·生气通天论》说："阴平阳秘，精神乃治。"小儿为纯阳之体，阳常有余，阴常不足，阴虚则不能制阳，故出现情绪不稳、冲动任性、烦躁易怒、哭闹癫骂、好动不能自控等阴虚阳亢的表现；又小儿肝常有余，脾常不足，肺常虚，按五行生克乘侮理论，肝阳亢盛，木乘土虚，肝阳迫津外泄或肺气虚而气不摄津，则见多汗；脾虚运化之力不足，故纳呆；脾虚生痰，肺虚贮痰，肝阴不足，肝风引动伏痰，故哮喘发作。舌边尖红、苔薄黄、脉弦细，乃肺脾气虚、肝阴不足而肝阳浮动之征象。

病案三　脾虚肝旺综合征

朱某，女，5 岁。

主诉：厌食、急躁易怒 2 个月。

病史：患儿 2 个月前开始厌食、急躁易怒，刻下纳差、腹胀、口臭、夜寐欠安、出汗、磨牙，大便先干后软，2~3 天一行。

查体：舌红、苔薄黄，脉弦细。

诊断：脾虚肝旺综合征。

辨证：脾虚肝旺。

治法：健脾助运，抑肝宁神。

处方：太子参 10g，炒白术 6g，茯苓 6g，炒山药 6g，炒白扁豆 6g，砂仁 4g（后下），柴胡 4g，赤芍 4g，钩藤 6g，蝉蜕 6g，浮小麦 6g，麻黄根 6g，陈皮 6g，炒鸡内金 6g，焦山楂 6g，焦六神曲 10g，炙甘草 6g。7 剂。水煎 2 次至 160mL，分 2~4 次饭前温服。

二诊：纳苏，腹胀减轻，大便日一解，夜间吵闹减少，但仍汗出，加白芍 6g，续服 7 剂。

三诊：纳馨，寐安，汗止，大便通畅，舌淡，苔薄黄，续服前方 7 剂告愈。

【**按语**】小儿脾虚肝旺综合征就其病因而言，除饮食不节、喂养不当外，情志失调也是一个主要原因。其病位虽在脾胃，但与肝有着密切的关系。小儿脾常不足，受纳、运化能力相对薄弱，而脾胃之运化输布有赖于肝之疏泄，《素问·宝命全形论》云："土得木而达。"小儿肝常有余，肝主疏泄，调畅气机，如情志不遂，久之肝气郁结，肝失疏泄，横逆犯胃，则脾不健运，胃不受纳。故临床上除表现为脾常不足、脾失健运的症状外，多伴有脾气急躁、易怒、好动多啼、山根色青、形体消瘦、注意力差、夜寐不安、咬齿磨牙、大便不调等肝旺症状。其病理关键主要是肝旺脾虚，运化不足。治疗上程老师采用经验方健脾助运、理气和胃、平肝安神，以恢复脾胃的受纳、运化功能。在药物治疗的同时，还应强调家长要积极配合，给予患儿心理行为干预治疗，让患儿保持良好的情绪，既不要对孩子百依百顺，也不要经常打骂，方能取得更为理想的疗效。

病案四　抽动障碍共患注意缺陷多动障碍

杨某，男，7岁。

主诉：反复发作不自主眨眼、耸鼻4年。

病史：患儿近4年来每于梅雨季节开始发作抽动障碍，曾经中西医治疗效果不明显。刻下耸鼻，眨眼，摇头，注意力分散，寐汗磨牙，大便调，面色萎黄，性格暴躁。

查体：舌淡红，苔薄白腻，脉细。

诊断：抽动障碍共患注意缺陷多动障碍。

辨证：脾虚肝旺，心神不宁。

治法：抑肝扶脾，息风化痰，宁心安神。

处方：太子参10g，茯苓6g，炒白术6g，红芪10g，炒当归6g，制远志6g，茯神10g，炒酸枣仁6g，木香4g，淮小麦6g，石菖蒲10g，合欢皮10g，生鳖甲15g（先煎），白芷6g，龙齿12g（先煎），牡蛎12g（先煎），蝉蜕6g，炙甘草6g。7剂。煎至200mL，分2~4次饭后温服（下同）。

二诊：清嗓、耸鼻、眨眼好转，原方加红枣10g，7剂。

三诊：精神紧张时清嗓、抽鼻、眨眼发作，磨牙好转，遗尿，啃指甲，余同前，原方去茯苓、木香、红枣、白芷，加炒白芍6g、山药10g、乌药6g、芡实10g、炙麻黄6g，7剂。

四诊：清嗓、抽鼻缓解，近3天腹肌抽动，原方去红芪、炒当归、生鳖甲，加全蝎3g，7剂。

五诊：眨眼好转，时有抽鼻，遗尿加剧，舌红，苔薄白根腻，拟原方太子参改党参10g，去炒白术、龙齿、牡蛎，加炒女贞子6g、红芪10g、砂仁6g、蒸五味子6g、炒鸡内金10g，14剂。

六诊：近因感冒眨眼、抽鼻反复，遗尿好转，原方去炒白芍，加柏子仁6g，7剂。

七诊：不自主眨眼、抽鼻加剧，遗尿再发，原方去砂仁、柏子仁，加炒白芍6g、炒僵蚕6g，14剂。

八诊：抽鼻、遗尿缓解，原方去炒酸枣仁，加砂仁6g，7剂后继服膏方巩固治疗。处方：炒白术120g，制远志120g，淮小麦100g，石菖蒲120g，合欢皮100g，炒白芍120g，蝉蜕60g，山药150g，乌药120g，芡实150g，酒女贞子120g，红芪120g，炒僵蚕120g，蒸五味子60g，炒鸡内金120g，蜜麻黄120g，党参150g，砂仁60g，夏枯草120g，柴胡60g，山慈菇60g，炒紫苏子120g，紫苏梗120g，酒当归100g，生地黄100g，同煎浓缩后入鳖甲胶60g、龟甲胶60g、饴糖200g、冰糖200g、黄酒200g收膏，分40~45天服，每日早晚各1次，空腹温开水化服。

九诊：抽动、遗尿基本消失，注意力分散等症状好转，原膏方去蜜麻黄、山慈菇，加炒酸枣仁100g、余甘子60g、防风120g，制作及服法同前。

半年后随访，抽动症状未再发作，注意力分散及脾虚肝旺症状好转。

【按语】儿童抽动-秽语综合征又称多发性抽动症，是临床较为常见的儿童行为障碍综合征，以眼部、面部、四肢、躯干部肌肉不自主抽动伴喉部异常发音及猥秽语言为特征的综合征。特征是患儿频繁挤眉、弄眼、皱鼻子、撅嘴、摇头、耸肩、扭颈、喉中不自主发出异常声音，似清嗓子或干咳声，少数患儿有控制不住的骂人、说脏话。症状轻重常有波动，感冒、发热或精神紧张可诱发和加重，其中约半数患儿伴有多动症。日久则影响记忆力，使学习落后，病情严重患儿因干扰课堂秩序而被迫停学。凡素体较胖，起病较急，病程较短，抽动频繁有力者属实，多由肝亢风动或痰火扰心所致；凡形弱体瘦，起病较缓，病程较长，抽动无力、时作时止者属虚，或虚实夹杂。常由脾虚肝旺，或阴虚风动引起。故治疗时，属肝亢风动者，治宜益气健脾，平肝息风；小儿心肝火旺、脾虚痰聚是病理基础。治疗须从抑肝扶脾、息风化痰、宁心安神入手。缓解期，当以健脾养心柔肝为主，调整阴阳平衡以巩固疗效。而且，治疗的同时需要家庭和学校的积极配合，要为患儿创造一个轻松、和谐的环境；避免让患儿长时间接触电视、电脑、手机等低频率辐射电器，不看（不玩）惊险、恐怖视频或刺激性强的动画片（游戏）；尽可能少接触容易引起患儿过度兴奋的场景和新鲜事物；鼓励和引导患儿多参加各种活动，转移注意力；当抽动或多动发作时，不要对患儿进行批评和指责，以免强化其对病症的关注度；要少吃酸性、辛辣、煎炒、烘烤及肥甘厚味食品，不喝兴奋性和刺激性饮料；加强体育锻炼，增强体质和意志力，避免反复呼吸道感染的发生。

病案五　遗尿

何某，女，7岁。

主诉：反复遗尿3年余。

病史：患儿近3年来反复发作性寐中小便自遗，尿后能自醒，尿量偏多，平时好动少静，注意力分散，胃纳差，大便调。

查体：形体瘦弱，面色萎黄，头发稀疏干黄，舌淡红，苔薄白。

辅助检查：骶尾椎X线检查、双肾输尿管膀胱B超、头颅CT未见明显异常，多次尿常规检查无殊。

西医诊断：原发性遗尿。

中医诊断：遗尿。

辨证：肺脾气虚，膀胱失约。

治法：补肺健脾，固摄止遗。

处方：柴胡 6g，山药 10g，乌药 6g，益智仁 10g，炒党参 10g，炙黄芪 10g，石菖蒲 10g，菟丝子 6g，女贞子 6g，制远志 6g，槲寄生 6g，黄精 10g，炒白术 6g，炙甘草 6g，陈皮 6g，炒当归 6g，升麻 6g，炙麻黄 10g。7 剂。

二诊：患儿遗尿好转，仍好动少静，注意力分散，胃纳差，大便调，形体瘦弱，面色萎黄，头发稀疏干黄，舌淡红，苔薄白，脉细，继续前方，去柴胡，加芡实 10g，续服 7 剂。

三诊：患儿遗尿已愈，好动少静，注意力分散缓解，胃纳差，挑食、偏食，大便调，形体瘦弱，面色萎黄，头发稀疏干黄，夜间睡眠欠安，有时出汗，舌淡红，苔薄白，脉细。证属心脾两虚，治拟健脾益气、养心安神。处方：炒当归 6g，炙黄芪 10g，制远志 6g，炒酸枣仁 6g，木香 3g，大枣 10g，合欢皮 6g，柴胡 6g，郁金 6g，黄精 10g，焦山楂 6g，麦冬 6g，炒白术 10g，炒党参 10g，茯苓 10g，淮小麦 15g，石菖蒲 10g，炙甘草 6g。7 剂。

【按语】遗尿又称遗溺或尿床，是指 4 岁以上的小儿睡眠中经常小便自遗，醒后方觉的一种病证。4 岁以下小儿由于脏腑未坚，智力未全，对排尿的自控能力较差；较大儿童由于睡前多饮或疲劳酣睡亦可偶然发生遗尿，这些都不属于病态。本病主要发生在 4~12 岁的儿童，也有反复迁延至成年者。长期不愈，可使儿童精神抑郁，产生自卑感，且对智力、体格发育均有较大影响。《素问·经脉别论》云："饮入于胃，游溢精气，上输于脾，脾气散精，上归于肺，通调水道，下输膀胱。"说明了饮食入胃，经消化后，其中精微散布到脾，由脾上输于肺，通过肺的宣发肃降，使水道通畅，而体内多余的水分，则下输至膀胱成为尿，然后排出体外，这是水液代谢的过程。《素问·灵兰秘典论》云："膀胱者，州都之官，津液藏焉，气化则能出矣。"又云："三焦者，决渎之官，水道出焉。"且肾主水，与膀胱互为表里，膀胱的气化有赖于肾气充足温煦。遗尿的发病机制虽主要在膀胱失于约束，然与肺、脾、肾功能失调，以及三焦气化失司都有关系，治疗以温补肾阳、固涩小便为主，选用菟丝子散加减；脾肺气虚治疗以补益脾肺、固涩小便，选用补中益气汤加缩泉丸。西医学认为遗尿的病因有功能性和器质性之分，在应用中医中药治疗时，应排除泌尿系统畸形、脊柱裂、脑脊膜膨出等器质性病因，同时避免患儿睡觉前过多饮水，对患儿多鼓励，减少指责，以增强其信心，方能收到应有疗效。

病案六　肠系膜淋巴结炎

陈某，女，7岁。

主诉：腹痛半小时。

病史：患儿半小时前上课时突发脐周疼痛，蜷曲伏案，脸色苍白，由家长急送来院。无发热、呕吐，大便正常。

查体：全腹软，无局部压痛及肌肉紧张。

辅助检查：血常规检查白细胞无增高。B超示腹部可见肿大肠系膜淋巴结1枚，12mm×14mm。

西医诊断：肠系膜淋巴结炎。

中医诊断：腹痛。

辨证：脾虚肝郁，气滞血瘀。

治法：疏肝健脾，理气活血。

处方：柴胡、芍药各10g，枳壳、香附、陈皮、延胡索各6g，山楂、炒鸡内金各15g。5剂。

复诊：5剂后腹痛未发作，因平时体虚易感冒，前方加黄芪、白术、防风，再进10剂。

2个月后复查B超示肠系膜淋巴结缩小到8mm×9mm。

【按语】肠系膜淋巴结肿大多见于学龄前儿童，常因反复呼吸道感染而继发，由于肠系膜淋巴结肿大，小儿局部受凉或饮食不节导致肠壁缺血，或交感神经兴奋，肠蠕动紊乱诱发腹痛甚至呕吐，待肠壁自然松弛后方可缓解。西医对本病缺乏有效手段，一般以抗生素或解痉剂治疗。本病属中医腹痛范畴，或因寒邪搏结肠间，凝滞气机，不通则痛；或因乳食积滞损伤脾胃，停滞肠胃，阻碍气机；或因体弱多病，久病不愈，邪入于络，瘀阻脉道，使气机不畅，气血运行受阻而腹痛。本病多属本虚标实，寒热互阻。而两少腹为肝经所过，故以疏肝理气、活血化瘀为治则。程老师采用柴胡疏肝散加减，治疗小儿肠系膜淋巴结肿大引起的腹痛，取得了良好的疗效。

病案七　婴儿腹泻－咳嗽－鹅口疮

徐某某，男，8月龄。

主诉：腹泻2天。

病史：患儿近2天腹泻，大便水样夹泡沫，日行7~8次，不发热，纳可，形体肥胖。

查体：前囟平，皮肤湿润弹性可，心肺（－）。舌淡红，苔薄白，指纹浮红。

辅助检查：大便常规检验正常。

诊断：婴儿腹泻。

辨证：风邪犯肺，脾失健运。

治法：疏风清肺，健脾化湿。

处方：金银花、防风、白术、茯苓、焦六神曲各6g，连翘、陈皮、桔梗各4g，姜半夏、葛根、苍术、枳壳、砂仁（后下）、生甘草各3g，木香、白豆蔻（后下）各2g。3剂。

二诊：大便每日3~4次，质溏，纳可。昨起咳嗽，不发热。舌苔、指纹未变。补充诊断：咳嗽。予中成药及西药治疗：小儿咳喘灵口服液每次10mL，每日3次，口服；复方磺胺甲恶唑混悬剂40mL、伤风止咳糖浆30mL、小儿止咳糖浆30mL混合摇匀，每次10mL，每日3次，口服；五维他口服液每次5mL，每日3次，口服。

三诊：咳嗽加剧，咯痰不畅，不欲进食，大便日行3~4次，质溏，流口水，拒吮乳，舌红，苔薄黄，口腔黏膜满布白屑，指纹紫滞。补充诊断：鹅口疮。证属痰热犯肺，心脾积热。治拟清肺化痰，清心泻脾。处方：金银花、连翘、防风、浙贝母、茯苓、焦六神曲各6g，白术、黄芩、陈皮、桔梗各4g，淡竹叶、姜半夏、葛根、白豆蔻（后下）、砂仁（后下）、僵蚕、生甘草各3g，生薏苡仁10g，焦栀子、苍术各2g。3剂。

四诊：咳减，痰松，纳馨，大便转实，日行1~2次，舌红，苔薄白腻，指纹淡，口腔颊黏膜处仍有散在白屑。证属余邪未净，湿热留连。治拟清热化湿，化痰止咳。处方：连翘、制大黄、防风、浙贝母、茯苓、藿香、佩兰、丹参、焦六神曲各6g，生薏苡仁10g，黄芩、桔梗、白术、姜半夏、陈皮、焦栀子、淡竹叶各4g，桃仁、杏仁、苍术、僵蚕、生甘草各3g。7剂。

【按语】 鹅口疮，是一种以口舌黏膜上有散在白屑，或白膜满布，状如鹅口为特征的小儿常见疾病。婴幼儿较常见，尤以新生儿及久病久泻、体质羸弱的乳儿更常见。该患儿初起外感风热而致腹泻（风泻），继则出现咳嗽，又因泻、咳而致鹅口疮，病变脏腑先为脾、肺，终为心、脾、肺同病。3种不同的病证，症状因病机而演变，方药亦随之而出入，鹅口疮的病因病机显而易见矣。

病案八　支气管肺炎伴腹泻

邵某，男，7月龄。

主诉：咳嗽、气喘、腹泻3天，伴发热。

病史：患儿近3天来，咳嗽，气喘，痰鸣，伴发热腹泻，大便水样，夹泡沫，日行10次，哭闹不安。

查体：舌红，苔薄黄腻，指纹紫滞，达气关。体温39℃，咽充血，两肺可闻大量痰鸣音，心（-）。

辅助检查：血常规检验示白细胞计数13×10^9/L，中性粒细胞百分比71%；胸部X线检查示两肺有斑片状阴影。

西医诊断：支气管肺炎，婴儿腹泻。

中医诊断：肺炎喘嗽，泄泻。

辨证分析：痰热闭肺，气机不利。

治法：清热化痰，理气止泻。

处方：蒲公英、焦六神曲各6g，金银花、连翘、山楂、炙麻黄、紫苏梗各4g，姜半夏、黄芩、葛根、白芍、蝉蜕、苦杏仁、桃仁、枳壳、甘草各3g，射干、木香各2g。3剂。同时以5%葡萄糖氯化钠注射液

100mL+ 头孢呋辛钠注射液 0.75g，10% 葡萄糖注射液 200mL+ 双黄连注射液 10mL，各每天 1 次，静脉滴注 3 天。

二诊：腹泻好转，大便转实，日行 3~4 次，热退，咳减，痰鸣，喘平，纳可，舌红，苔薄黄，指纹淡紫，达气关。查体：两肺呼吸音粗，可闻痰鸣音，心（-）。拟清肺化痰，消食助运。处方：金银花 6g，连翘、紫苏子、紫苏梗、防风、桔梗、焦六神曲、浙贝母、炒莱菔子、炒鸡内金、炒山楂各 4g，桃仁、杏仁、姜半夏、葶苈子、桑白皮、僵蚕、黄芩、蝉蜕、甘草各 3g，射干 2g。4 剂。

三诊：咳嗽痰鸣已平，大便溏，日 2~3 次，纳呆，舌淡红，苔薄黄。邪几净，脾已虚。拟清余邪，健脾胃。处方：太子参、薏苡仁、金银花、菊花、浙贝母、焦六神曲各 6g，桔梗、防风、连翘、茯苓、白术、扁豆、陈皮、山药、姜半夏、赤芍、生地黄、甘草各 3g，砂仁 2g（后下）。服 7 剂善后。

【按语】本病病位虽主要在肺，但亦可及他脏。脾胃之升清降浊有赖肺之清肃，脾的运化功能更有赖肺的宣降与通调水道之功。该患儿系肺病及母，脾失健运，故见腹泻；水湿不行，聚而为痰，进而影响肺的宣降，从而加重咳、喘、痰等症状，故应肺脾同治。三诊邪已将净，纳便未正，故在清余邪的同时，当调理脾胃善后。

跋

　　作为"金华市第一批名中医药专家学术经验传承项目"程志源老师的继承人，我深感跟随老师学习是人生中最宝贵的经历之一。回忆起跟师学习的日子，深感自己受益匪浅。程老师不仅医术精湛，而且教学有方，常常用生动浅显的语言来解释复杂的病情，将其学术观点和临床经验毫无保留地传授给我们；程老师不仅指导我们临证，还带领我们开展临床和文献研究；程老师非常注重培养我们的医德和人文素养，总是鼓励我们要用心去学医，用爱去治病。

　　"读文献，写评述，拜名师，做临床"。程老师治学严谨，学验俱丰，善于结合临床需要不断学习专业理论，开展中医经典特别是浙派中医文献的整理研究，及时总结临床经验，取得了丰硕的学术成果，积累了丰富的临床经验，在省内外同行及患儿家属中享有较高学术地位和知名度。

　　2021年12月，"金华市程志源名中医工作室"建设项目启动，本项目组在总结程老师近40年中医儿科学术思想与临床经验的同时，也对其治学方法进行了探讨。现总结项目成果，编成《幼幼心悟——浙派中医儿科证治撷要》一册与大家共享，希望读者朋友也能像我们一样从中获益。

"金华市程志源名中医工作室"建设项目负责人

吴苏柳

2025 年 1 月